ちゃんと歯磨きしているのに、むし歯になるのはどうして？

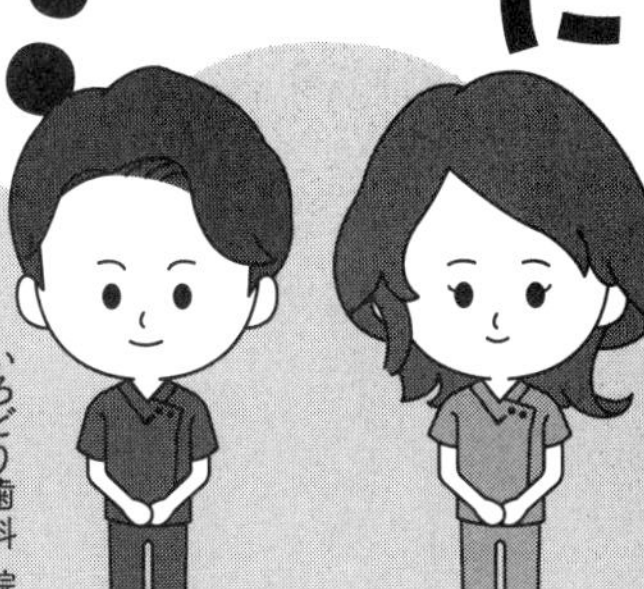

いろどり歯科 院長
高橋哲哉

いろどり歯科 副院長
高橋みつ紀

CROSSMEDIA PUBLISHING

はじめに

突然ですが、みなさんは歯の価値を知っていますか？

実は、一本100万円と言われています。

それだけ大事な歯ですが、正しく認識している人は多くありません。

この本を手にとってくださったみなさんは、きっと、自分のお口の健康に強い関心をおもちなのだと思います。もしかしたら「むし歯を繰り返している」「歯がしみる」「子どもの歯をどうケアしたらいいかわからない」など、お口に何かしらのトラブルや不安を抱えているのではないでしょうか。

なかには、こんなふうに考えている人はいませんか？

「親が入れ歯だから、自分も年をとったら歯を失うのだろう」

「子どもの頃からむし歯が多いのは、そういう体質だからしょうがない」

実際、私たちのクリニックにいらっしゃる患者さんからも、同じような悲観的な言葉を聞くことが少なくありません。

では、「お口のトラブルは、遺伝や体質のせいだから防ぐことはできない」というのは本当なのでしょうか。

答えはＮＯです。

お口のトラブルは終わらせることができます。

それは、いつでも、だれであっても可能です。あなたが何歳でも「今からでは遅い」ということはありません。

では、お口のトラブルを終わらせるためにまず必要なのはなんでしょうか。大切なのは、自分のお口のなかについて、正しく知ることです。

自分のお口のなかを直接見る機会は、普段ほとんどないので、どういう状況なのかを把握できていないのです。そのせいか、大切だとわかっていても、お口のケアはあと回しにしがちです。それが漠然とした不安にもつながるでしょう。

反対に、自分の歯や歯ぐきがどんな状態なのかを正しく把握できていれば、おのずとお口の健康を守るためにやるべきこともわかります。

まずは、自分のお口のなかのことについて関心をもってください。そのお役に立てていただきたいのが本書です。

本書には、お口のトラブルの原因や治療方法、歯を守るために必要な正しいケアのしかたについてなど、自分の歯を守るために知っておいてほしい情報をギュッとまとめました。どなたにも読みやすく、わかりやすいように、患者さんからよく聞かれる質問に答えるような「対話形式」で解説しています。

この本をきっかけに、自分のお口のなかについて、もっと興味や関心をもっていただきたいのです。


そして、イメージしてください。

お口のトラブルを終わらせて、あなたは将来、どうなっていたいですか？

「一生、自分の歯で好きなものを美味しく食べたい」
「いつまでも、大きな口を開けて笑えるように、トラブルのないお口を保ちたい」

自分なりのゴールがイメージできれば、そこにたどり着く方法は必ずあります。歯科医としてそのお手伝いができれば幸いです。

いくつになっても遅いということはありません。
今日から、自分の歯を守るためにできることを始めてみませんか？

いろどり歯科　院長　高橋哲哉

今回、私たちがこのような本を書こうと思ったきっかけを少し聞いてください。

私たちは、診療に入る前に患者さんとのカウンセリングの時間をとても大切にしています。そのなかでお互いに、いろいろな話をするのですが、ほぼすべての人がこう話してくれます。

「今ある歯をずっと使っていきたい」
「10年後も20年後もおいしいものを食べられる生活がいい」

とても素敵で前向きなお話ですね。そして、この本を手に取ってくださった多くの方も、そう思っていると思います。

あるときに気がついたのが、心のなかにそのような希望がきちんとあるのに、「そこにたどり着くにはどうしたらいいのかわからない」という患者さんの悩みです。

それゆえに苦しんでいるんだということがわかりました。

そこで、その方に「理想の状況にたどり着くにはこうしたらいいのですよ」という道しるべをお伝えすると、みるみるうちに「なるほどーーー!!」とお顔が変わったり、ときには「なんでもっと早く誰か教えてくれなかったんですか……?」と泣く方もいらっしゃいました。そんな患者さんを見て、私たちも心が苦しくなることがたくさんありました。

私たちの声が届くのは、診療室に来てくださった方に対してのみです。

つまり、とても受け身なスタイルであるということです。

そこを反省し、診療室にいらっしゃってない方にも、苦しんでいるギャップをこちらから埋める努力ができないかと考えたときに、出版という方法を思いつき、それを本書にギュッとまとめました。

本書を手に取っていただき本当にありがとうございます。

この本を読んでひとつでも、将来のあなたの健康が守られるきっかけになれば、とてもうれしく思います。

いろどり歯科　副院長　高橋みつ紀

登場人物紹介

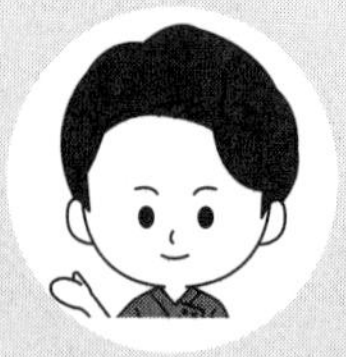

教えてくれる先生
いろどり歯科 院長　高橋　哲哉先生
難しいとされる根管治療を中心に治療技術を磨き、「お口の事で悩まない人生を歩んで欲しい」という想いから、開業。他院の歯科医師から紹介された患者さんも多数、診療している。

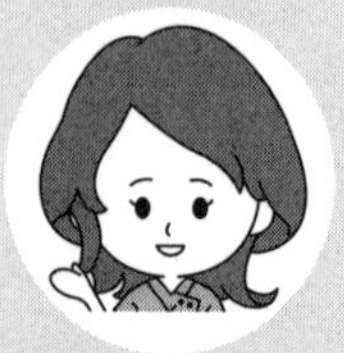

教えてくれる先生
いろどり歯科 副院長　高橋　みつ紀先生
院長とともに、いろどり歯科を開業。コミュニケーションを大切にしているその姿勢からファンが多く、遠方からも足を運ぶ患者さんが多数いる。

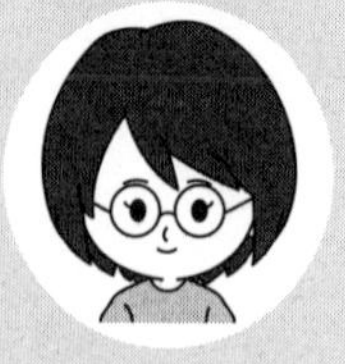

お話を聞く患者さん
佐藤さん
40 代のお母さん。小学校に入る前の子どもがいる。お口のことに悩み、歯科医院を転々としていたが、高橋夫妻の治療スタイルに衝撃を受け、通うように。歯に興味をもち、2 人に詳しく教えてもらうことになった。

目次◉ちゃんと歯磨きしているのに、むし歯になるのはどうして？

第1章 自分の歯が何本あるか、知ってますか？

第2章

ちゃんと歯磨きしているのに、むし歯になるのはどうして？

第3章 治療は痛みがとれればいい、と思っていませんか？

第4章 歯の病気が全身と関係あるって知ってますか？

カバーデザイン　城匡史
本文デザイン　石澤義裕
ＤＴＰ　荒好見
図版・イラスト　三重野愛梨
写真　いろどり歯科
校正　株式会社ＲＵＨ－Ａ
編集協力　小川由希子

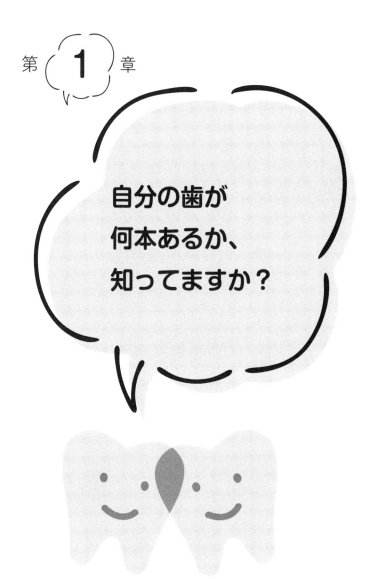

第1章

自分の歯が何本あるか、知ってますか？

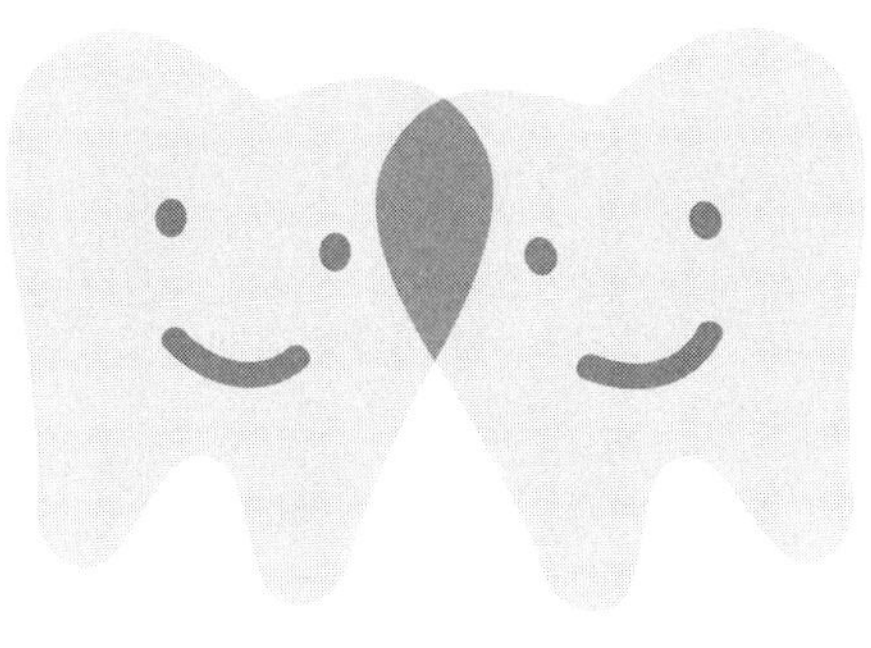

なぜ、何度もむし歯になってしまうの？

一度治療しても、何度もむし歯ができるんです。親も多かったみたいなので、むし歯ができやすいのは遺伝でしょうか。

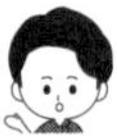

たしかに親子で体質が似るように、お口の環境は遺伝する部分もあります。けれども遺伝的要素があるからといって、必ずむし歯になるとは限りません。

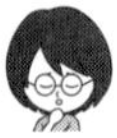

そうなんですね。じゃあ、以前治療してもらった歯科医が悪かったとか？

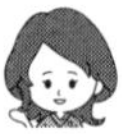

治療の良し悪しも、多少はむし歯のできやすさに影響することはあります。けれど、歯科医をかえただけでは解決にはなりません。きっとまた、むし歯になってしまうでしょう。それはむし歯の根本原因は、遺伝や歯科医の腕ではないからなんです。

佐藤さんは、むし歯の原因はなんだかご存じですか？

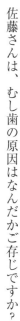

甘い食べ物とか、磨き残しとかですか？

たしかに、甘い食べ物もむし歯ができるのを助けるものですね。

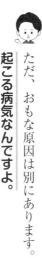

ただ、おもな原因は別にあります。**それは「細菌」なんです。むし歯は細菌によって起こる病気なんですよ。**

そういえば「むし歯菌」って聞いたことがあります。

むし歯だけじゃなくて、歯ぐきに起こる歯周病も「歯周病菌」が原因で起こります。

それなら、細菌は目で見えないから、防ぎようがないですよね……。

たしかに、細菌一つひとつは見えませんが、実はむし歯菌や歯周病菌などのかたまりは目で確認できるんですよ。

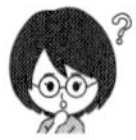

え？　本当ですか？

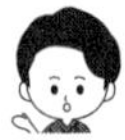

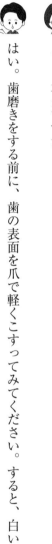

はい。歯磨きをする前に、歯の表面を爪で軽くこすってみてください。すると、白いネバネバした物質がとれませんか？　これはデンタルプラーク（歯垢）です。

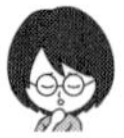

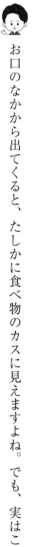

プラークや歯垢は聞いたことがあります。磨き残した食べ物のカスのことですよね？

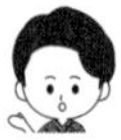

お口のなかから出てくると、たしかに食べ物のカスに見えますよね。でも、実はこれ、食べ物のカスではなく、細菌のかたまりなんですよ。

え⁉　これが？

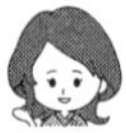

はい。プラークのなかには、４００種類以上の細菌がいることがわかっているんです。

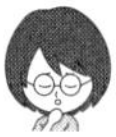

そんなにたくさん‼　プラークが細菌のかたまりだったとは知りませんでした。それにしても、こんなに口のなかに細菌がいたとは……。

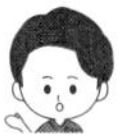

佐藤さんが、**むし歯を繰り返してしまうのは、口のなかにプラークが残っているからなんですよ。**

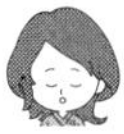

とくにむし歯ができるところというのは、プラークが残りやすいところということ。だから、同じ歯に繰り返し、むし歯ができてしまうことも少なくないんです。

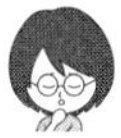

繰り返し、むし歯ができるのは、歯科医や遺伝のせいってわけではなかったんですね。

歯は治療しても「元通り」にはなりません

むし歯を繰り返すことがめずらしくないなら、むし歯が何度もできる人は、その都度治療していけばいいのでしょうか？

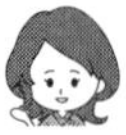

同じ歯に何度もむし歯ができて、削ってつめる治療を繰り返すと、どうなると思いますか。

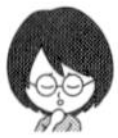

だんだん自分の歯が小さくなる？

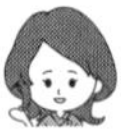

その通り！　**歯は再生しないので、小さいむし歯でも繰り返してしまうと、ご自身の歯はどんどん小さくなっていきます。**むし歯の治療は悪い部分を削ったり、抜いたりして、失われたところを人工物で補うだけなのです。

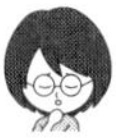

むし歯で詰め物や被せ物をしても、歯が元通りに戻ったわけじゃないんですね。

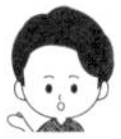

はい。むし歯で失われた部分は元には戻りません。**糖尿病に置き換えて考えてみると、その怖さがよくわかると思います。**糖尿病を放っておくと、血流や神経に障害が起こったり、感染症にかかりやすくなったりするため、足に潰瘍《かいよう》や壊疽《えそ》ができることがあります。つまり、足が腐っていってしまうんです。腐った足は切断しなければなりません。最初は足の指を切断し、それでも血糖値が高いままだと、次は膝下を切断することになり、義足になります。さらに放っておくと、足の付根から切断することもあります。どこかで根本原因である糖尿病をコントロールしないと、だんだんと切断する範囲が大きくなっていくのです。むし歯もよく似ています。

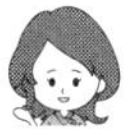

そうならないためにも根本原因を取り除くことが重要なんです。たばこの吸いすぎが原因で肺がんになったとき、抗がん剤や手術などの治療も必要ですが、ほかにも必要なことがありますよね？

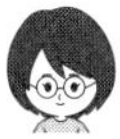

たばこもやめなくちゃいけないですよね。

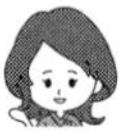

そのとおりです。治療をして治ったとしても、またたばこを吸ったらがんが再発するリスクが高くなります。

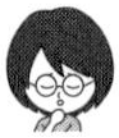

そうですよね……。でも、軽いむし歯の場合、歯をちょっと削るくらいだから問題ないような気もするのですが……。

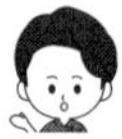

たしかに、1回のむし歯で歯を失うことはないかもしれません。しかし、むし歯になったところは、その原因であるプラークが取り除けていないから、むし歯になってしまったのです。せっかく、治療をしても、その原因が改善されないままにしておくとどうなるでしょう?

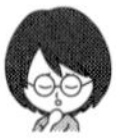

また同じところが、むし歯になっちゃいますね。

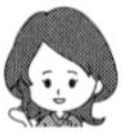

その通り！　そうして再発を繰り返して、どんどん歯が小さくなっていくと最終的にはどうなるか想像つきますか?

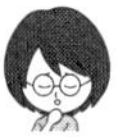
どこかで抜かなきゃいけなくなっちゃいそうですね。

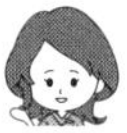
そうなんですよ。だから**小さいむし歯でも、つくらないようにすることが大切**なんです。

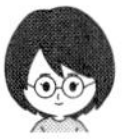
そのために、口のなかのプラークを取り除かなくちゃいけないんですね。

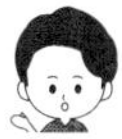
おっしゃる通りです！　むし歯だけじゃなく、歯周病も同じです。歯周病が進行すると歯を支える骨が溶けてしまいますが、一度失われた骨を完全に再生することは非常に困難です。

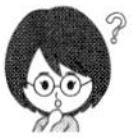
でも、今でも歯磨きしているのにむし歯になるってことは、自分だけではプラークを十分に取り除けないってことではないんですか？

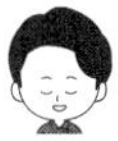
そんなことはありませんよ。プラークがちゃんと取り除けないのは佐藤さんに能力がないからではありません。自分の歯が今どんな状況なのか、どうすればプラークを除

去できるのか、正しい知識をもっていないからです。

正しい知識があれば、私でもむし歯が予防できるということですか?

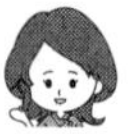

はい、そうです。私の場合、20年以上むし歯になっていないので、被せ物のメンテナンスのみで治療はしていません。

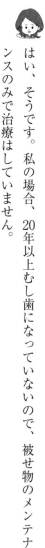

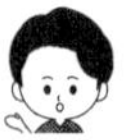

正しいケアができれば、むし歯も、歯周病もかからないように予防できる病気なんですよ。

そうなんですか? その方法をぜひ知りたいです!

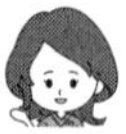

それでは私たちといっしょにお口のなかを見ていきましょう。

自分の歯が何本あるか、知っていますか？

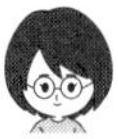
自分がこんなにむし歯のことをよくわかっていなかったことに驚きました。

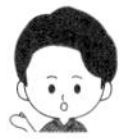
毎日きちんと歯磨きをしているという人でも、口のなかのことをあまり知らない人は多いんですよ。たとえば、佐藤さんは自分の歯が何本あるか知っていますか？

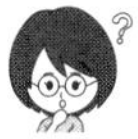
えーっと……20本くらいですか？

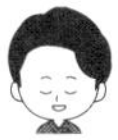
いい線いってますね！　**正解は、28本です。**

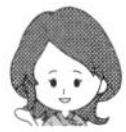
右上、左上、右下、左下の４ブロックに分けると、大人の場合、ひとつのブロックに前歯が３本、奥歯が４本で、７本あります。７本×４ブロックで、合計28本になります。ただし、これは「親知らず」を除いた本数です。また、抜いた歯の本数だけ、そ

こから少なくなっていきます。鏡で見て数えてみてください。

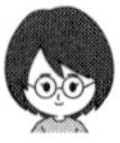

本当だ！　自分の歯の本数なんて、意識したこともなかったです。

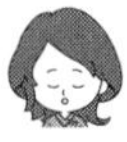

ほとんどの患者さんがそうですよ。なかには、歯の数を聞いたら１００本と答える人もいますから。お口のなかのイメージは、それぞれなんです。

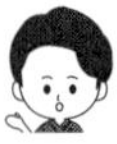

それにくらべて、だれでも知っているのが手の指の本数です。何本かわかりますよね？

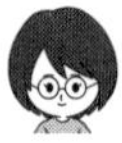

もちろんわかります。10本です。

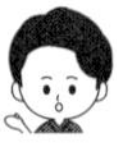

そうです。ではなぜ、だれでも答えられるんでしょうか。

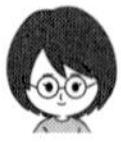

なぜって、それは見ればわかるというか、いつも見てますから。

そうなんです。手の指は、直に見えていますから本数もわかりますし、手がきれいか汚れているかもわかりますよね？　じゃあ、手にドロがついていたら、そのままご飯を食べますか？

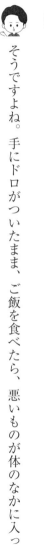

いえいえ。手を洗います。

そうですよね。手にドロがついたまま、ご飯を食べたら、悪いものが体のなかに入ってきて、病気になるかもしれませんね。それでは、口のなかはどうでしょう？

ふだんは見えないから、自分の口のなかが清潔なのかどうか、あまり考えたことがないかもしれない。歯を磨かずに寝てしまったこともあるし……。

磨かずに、寝てしまったこともあるんですね。さっき見たように、口のなかにプラークが残っているのを目にしたら、どうでしょう？

ちゃんと歯を磨かなくちゃって思いますね。

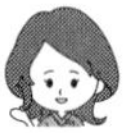

口のなかに細菌の塊があることがわかっていて、放置していたらむし歯になるし、体のなかにも菌が入っていってしまうと思ったら、そのままにはしておけないですよね。

はい。というか、口の細菌が体のなかに入っていっちゃうというのは本当なのですか？

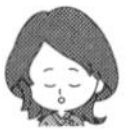

本当です。**口のなかのプラークが増えると、血管から入り込んだり、飲み込んだりして、それがさまざまな病気と関係している**ことがわかってきています。

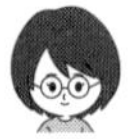

えー!?　口のなかの菌のせいで、むし歯や歯周病以外の病気になることもあるってことですか？　なんだか、すぐにでも歯を磨きたくなってきました。

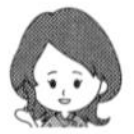

自分の口のなかや、むし歯、歯周病などについて知ると、自分の歯を大事にしようという気持ちも強くなりますよね。

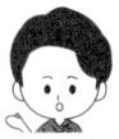

私たちのクリニックに来てくださった患者さんには、最初に手鏡で自分の口のなかを観察してもらっています。そこで自分の歯の状態や、プラークとむし歯や歯周病についてなど、お口についてさまざまなお話をすると、みなさん、驚かれますし、それがきっかけになって自分から質問をしてくれるようになる人が多いです。

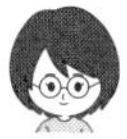

たしかに、私も自分の口のなかのこと、知りたくなってきました！

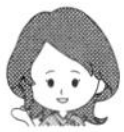

そう言ってもらえるとうれしいです。そうやって自分のお口に関心をもつことが、お口の健康を守るための第一歩になります。

むし歯って、遺伝するの？

じゃあ、さっそく質問させてください！　さきほど、むし歯を繰り返すのは遺伝要素もあるって話でしたけれど、むし歯などのお口の病気って遺伝するってこともあるってことですか？

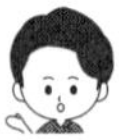

そう言われることもありますよね。結論からいうと、**むし歯も、歯周病も病気そのものが遺伝するということはありません。**ただ、むし歯のなりやすさ、歯周病のなりやすさは遺伝することもあります。

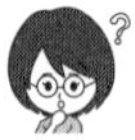

私も遺伝的にむし歯になりやすいのかもしれないですよね。具体的にどんなところが遺伝して、むし歯や歯周病になりやすくなるんでしょうか？

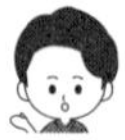

たとえば歯並びや歯の質、唾液の質、細菌に対する免疫力などは遺伝する可能性があ

ると考えられています。歯並びが悪ければプラークが残りやすくなりますし、もともと、むし歯菌の出す酸（57ページ参照）に溶けやすい歯をもつ人もいます。また、唾液にはプラークをつきにくくしたり、酸を中和したりする作用などがあるのですが、その強さは人によって違います。

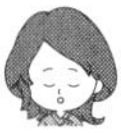

ただ、これらの要因も遺伝ばかりではなく、環境によっても大分変わるものなんですよ。

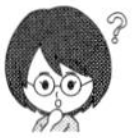

遺伝と関係するのは、プラークのつきやすさや、むし歯菌や歯周病菌に対する抵抗力くらいなんですね。細菌自体は遺伝しないんですか？

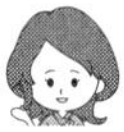

細菌がそのまま遺伝することはありません。実は生まれたばかりの赤ちゃんにはむし歯菌も、歯周病菌もいないんですよ。

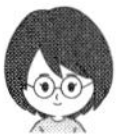

じゃあ、むし歯菌はどこから入ってくるのですか？

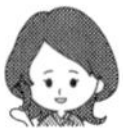

多いのは家庭内での感染です。家族の唾液を介して、むし歯菌や歯周病菌が赤ちゃんにうつってしまうのです。たとえば、親と子でのキス、食べ物の口移し、箸や食器の共有などによって感染することがあります。それから犬や猫など、ペットから感染することもあるのでは、と言われています。

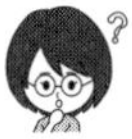

親子で遺伝と感染、両方の関係があるんですね。やっぱり将来、私も親のように入れ歯になっちゃう可能性が高いってことですよね……？

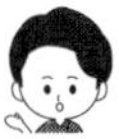

すべてがそうと決まっているわけではないので、安心してください。先ほどもお話ししたように、環境によっても大きく変わるものですから。たとえば、肥満になりやすい体質が遺伝したからといって、すべての人が太るわけではありませんよね。実際に太ってしまうかどうかはその人の生活習慣しだいで、遺伝がなくても太る人はいます。運動せずに、暴飲暴食をくり返していれば、肥満のリスクは高くなるでしょう。むし歯や歯周病も同じです。

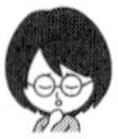

遺伝があってもなくても、歯磨きをサボっていたらむし歯になってしまうということ

ですね。

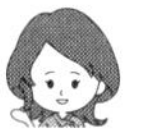

そのとおりです。「親がむし歯が多かったから、むし歯になるのは仕方ない」といって遺伝のせいにするのは、たとえばダイエットしたくても「やせられないのは、遺伝（親）のせいだ」といって全く努力しないのと同じだと思います。そんな人は、あまりいませんよね？

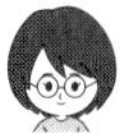

たしかに……。ニキビができやすいのも親の遺伝だと思うんですけど、だから余計にきちんとケアしてますね。

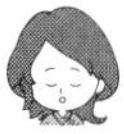

そうですよね。むし歯も、歯周病も、親が苦労したから自分も仕方がないと、**あきらめるのではなく、その分意識的にセルフケアをしてほしいな**と思います。

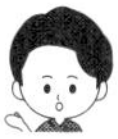

反対に言えば、遺伝のあるなしにかかわらず、きちんとセルフケアをすればむし歯や歯周病は、予防できるということです。だから、あきらめずに正しくケアすれば、お口の状況は必ず変わってきますよ。

子どもの歯のために、親ができる3つのこと

もうひとつ心配なのが、子どものことです。私がむし歯になりやすいということは、子どももむし歯になる可能性が高いということですよね？

おっしゃるとおり、似ている可能性はあります。ただ、子どもの歯も正しくケアすればむし歯や将来の歯周病を予防することはできますよ。

具体的に、親にできることを教えてほしいです！

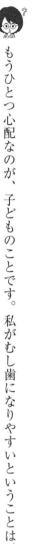

まず、子どもの歯について知っておいてほしいことが3つあります。ひとつは、**「乳歯も永久歯に影響する」**ということです。「乳歯はいずれは抜けてしまうから、むし歯になってもそこまで気にしなくて大丈夫」と思っていませんか？

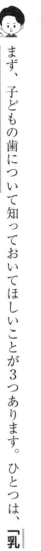

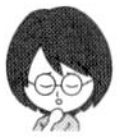

たしかに、永久歯がむし歯になるより、大きな害はないと思っていました。

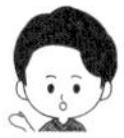

そういう親御さんは多いんです。でも実は乳歯のむし歯は、永久歯に悪影響を与えることがあるんですよ。乳歯の下で永久歯は徐々に成長して、生え変わる準備をしています。それなのに、乳歯のむし歯が進行して歯の根っこのほうに膿ができると、乳歯の下にある永久歯を溶かしてしまうことがあるのです。そこまでいかなくても、むし歯菌の割合が増えていたら、生えてくる永久歯もむし歯になりやすくなります。

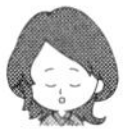

さらに、乳歯のむし歯は歯並びにも影響を与えることがあります。むし歯で乳歯を本来の生え変わりより早めに抜いてしまうと、すぐに永久歯は生えてきません。その間にまわりの歯が少しずつ移動して、永久歯が生えてくるはずのスペースが狭くなってしまうことがあります。結果、歯並びが悪くなってしまうのです。

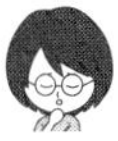

乳歯もむし歯になったらすぐ治療しなくてはいけないということですね。

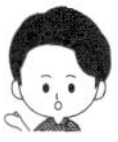

治療も大切ですが、それよりもまずは、むし歯になるのを防ぐことが大切です。とい

うのも、**「永久歯があるとは限らない」**からです。これが知っておいてほしいことの2つ目です。

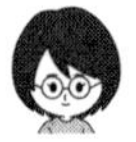

えー!? 永久歯が生えてこないことがあるってことですか?

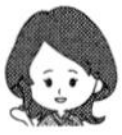

はい。永久歯の数が生まれつき少ない人がいて、これを「永久歯先天性欠如」と言います。日本小児歯科学会が平成19～20年度にかけて1万5544名の子どもに実施した調査によると、10・1%に永久歯の先天性欠如が確認されました。10人に1人くらいの割合で、永久歯が少ない子がいるということです。

永久歯が少ない子は、差し歯やインプラントが必要になるということですか?

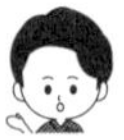

そういう場合もありますが、まずは乳歯をできるだけ長く残すようにするのが一般的です。ふつう、乳歯から永久歯に生え変わるときには、乳歯の根が溶けて短くなり、抜け落ちるのですが、下に永久歯がない場合、根は溶けずに乳歯が残ったままになることが多いんです。

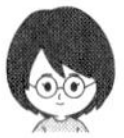

だから乳歯であっても、むし歯を予防することが大切なんですね。

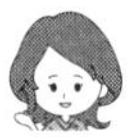

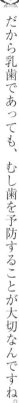

はい。乳歯は永久歯に比べてもともと根が短くて、歯質も弱く、むし歯になりやすいので、余計に毎日のケアが大切なんですよ。

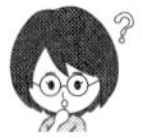

永久歯が少なくて、治療が必要になる場合はどんなときですか？

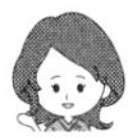

乳歯が自然に抜けてしまった場合、残った乳歯がグラグラした場合やかみ合わせが悪くなった場合、むし歯で抜歯が必要になった場合などですね。そういうときは、抜歯したあとに矯正をしてすき間を埋めたり、永久歯がはえそろって顎の成長が止まったらブリッジやインプラントを入れたりします。

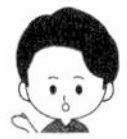

定期的に歯科医でお口の状況をチェックしてもらうことが大切になります。

わかりました。先天性欠如があるかどうか、調べることはできますか？

レントゲン検査で調べることができます。永久歯に生え変わる時期になってもなかなか抜けない乳歯があれば歯科医に相談してみてください。親や兄弟に先天性欠如があると、出現する確率が高くなると言われているので、そういう場合は5～6歳以降であれば早めに検査することもできますよ。

自分が先天性欠如かどうか、考えたこともありませんでした。大人になっても気づいていない人っていますか？

いらっしゃいますよ。乳歯が残っているのを気づいていない人もいますし、歯並びが悪いと思ったら先天性欠如で1本歯が少なかったというケースもありますね。乳歯が残ってい

欠如が多い歯の位置と欠如率

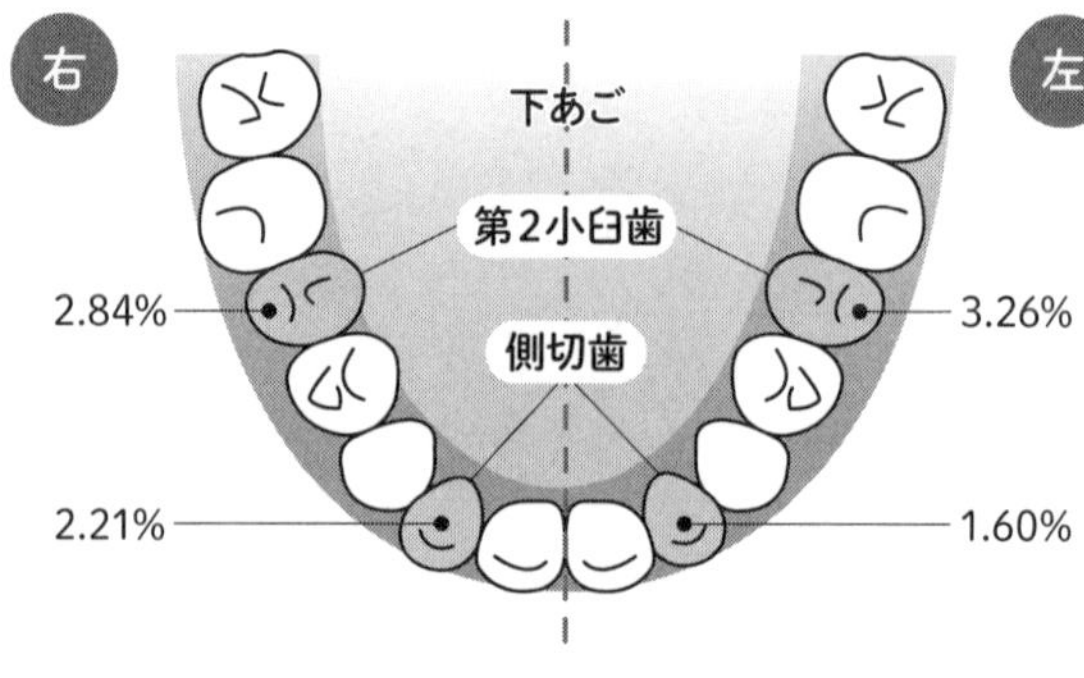

日本小児歯科学会調べ

るかどうかは、歯科医が見ればわかります。

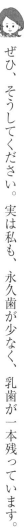

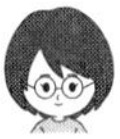

そうなんですね。歯科医で治療してもらうときに、念のため聞いてみます！

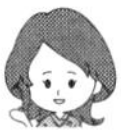

ぜひ、そうしてください。実は私も、永久歯が少なく、乳歯が一本残っています。早めに気づいたので、ずっと大切にしてきました。いまではとても愛おしい存在です。

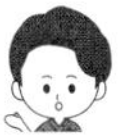

では、知っておいてほしいことの３つ目は**「価値観は変わらない」**ということです。

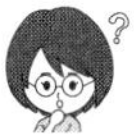

子どもがもつ価値観ということですか？

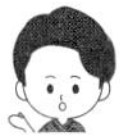

そうです。「三つ子の魂百まで」と言われますが、よいものでも、悪いものでも、小さな子どもの頃に刻み込まれた価値観はそうそう変わりませんよね。そして、その価値観をつくるのはおもに家庭環境で、保育者の影響はとても大きいです。

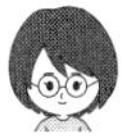

たしかに、箸の持ち方とか、あいさつとか、小さい頃に言われたこと、教えられたこ

とは自然と身についていますよね。私が読書好きになったのも、親が小さい頃よく読み聞かせをしてくれた影響が大きいと思います。

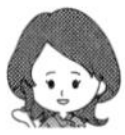
それはよい習慣が身についた例ですね。佐藤さんのように、親御さんの働きかけによっては、よい価値観や習慣を自然に身につけさせることができますよね。それは歯に対する価値観も同じ。はじめが肝心なんです。

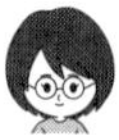
いつ頃から、どのように教えていけばよいですか？

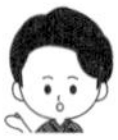
乳歯が生え始めたら歯ブラシを使って、歯磨きに慣れさせていくことは大切ですが、その前から、おっぱいやミルクを飲んだらガーゼでお口をぬぐってあげて、お口を清潔にすることを覚えてもらいましょう。

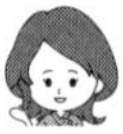
それから、言葉で伝えることも大切です。小さな頃から「あなたの歯はかわいいね、きれいね、ステキね」とほめて「歯にはどんな役割があるのか」「なぜ歯磨きが必要なのか」について、やさしい言葉で伝えられるとよいですね。そうすることで、子ど

もも「歯を大切にしよう」と思い、自然に歯磨き習慣が身につくはずです。

「永久歯が生えてきてから」「小学生になってから」では遅いんですね。

遅くはないですよ。私は患者さんに**「価値観は大切なプレゼントですよ」**とお伝えしています。親御さんがいい働きかけをすることで、子どもによい価値観をもってもらえます。そして、それはずっと子どものなかに残って、財産になりますから。今日から始めてみて下さい。

小さい頃から歯を大切にすること、歯磨きをすることが当たり前になっていれば、あとで苦労することはないですもんね。でも、子どもって歯磨きを嫌がるんですよね。それで困っているお父さんお母さんの話もよく聞きます。

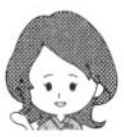

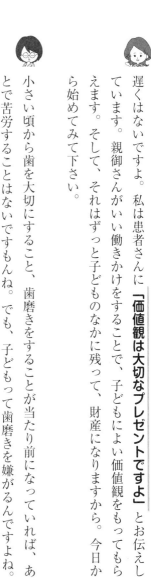

お子さんが歯磨きを嫌がるのには、何かしら理由があることが多いんですよ。意外に多いのが、**親御さんの仕上げ磨きのときの顔がけわしくて、「歯磨き=怖い」というイメージがついてしまっている**ケースです。

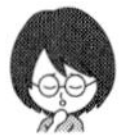

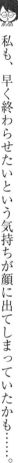

私も、早く終わらせたいという気持ちが顔に出てしまっていたかも……。

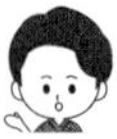

それから、硬い歯ブラシや磨く力が強すぎることが原因で、歯磨きが嫌いになってしまう子もいます。子ども用のキャラクターのついた歯ブラシでも硬いものがあるので要注意です。

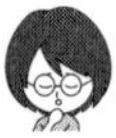

そうなんですか？　子ども用でも硬さの確認が必要ですね。

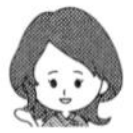

あとは普段から「何のために歯磨きするか」をちゃんと言葉で伝えるのも大切です。実際に歯磨きをするときに話しても、「嫌だ嫌だ」とまったく聞いてくれなかったりします。会話のなかで自然と「プラークが悪物」「悪者をやっつけないと病気（むし歯）になる」と話してみてください。子どもから「お母さん、悪者やっつけて」と言うようになるといいですね。ほかにも「外から帰ってきて手を洗うのと同じだよ」と言ったり、プラークが出てくる絵本を何度も読んであげたりするのもおすすめです。

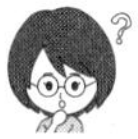

なるほど！　普段の会話で歯磨きの話なんかしたことありませんでした。プラークの出てくる絵本もいいですね。あとは、むし歯菌や歯周病菌がうつらないように気をつける必要もありますよね？

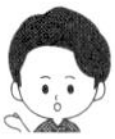

たしかに、親から子へのむし歯菌の感染が繰り返されれば、お子さんがむし歯になりやすくなります。とくに生後1歳半くらいから2歳半頃は、「感染の窓」と言われる時期で、感染のリスクが高くなるので注意が必要ですね。この頃に口のなかにすむ細菌の割合が、ある程度は決定すると言われています。

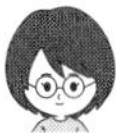

その頃は、口移しやキスなどは控えたほうがよいということですね。

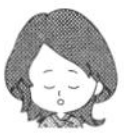

そうですね。ただ、**感染を予防することに神経質になりすぎて、親子のコミュニケーションがおろそかになるのも問題**だと思います。なんといってもいちばん大切なのは、「お父さんやお母さんをはじめとした、育児に関わる家族の口のなかを清潔に保つこと」です。過度に接触を避けるよりも、家族ぐるみでセルフケアを習慣にすることを心がけてほしいですね。

「将来の自分の歯」をイメージしてみよう

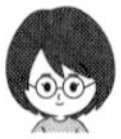

むし歯や歯周病を防ぐには子どもの頃から気をつけることが大切なんですね。私も小さい頃からもっとケアしていたらよかったです。

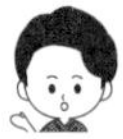

早ければ早いほうがベストですが、大人になってからでは手遅れということはありませんよ。佐藤さんは、将来80歳になったとき、どんなお口の状態でいたいですか？

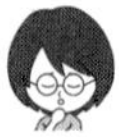

80歳になったときですか？　今までは漠然と、いつか入れ歯になっても仕方ないかなと思っていたのですが……。

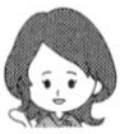

そんなことはありませんよ。**悩みや不安があるのは当然です。多くの方がそうだと思いますよ。ただ、それをどうやって解決するかを考えるのが大切です。**お口の悩みは何歳からでも解決できますから。

本当ですか？　それならば、むし歯のない状態になりたいです。そして理想を言えば、80歳になっても自分の歯でご飯を食べたいですね。

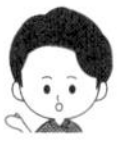

ステキな状態ですね！　その目標は十分実現可能です。人によっては「白い歯を保ちたい」「1本も抜かずに自分の歯を守りたい」とか、いろいろな理想像があると思います。

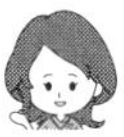

人から押し付けられたものではなく、自分自身が「こうなりたい」というゴールを設定したうえで、現在のお口の状態と比較すれば、治療が必要な場所や注意してケアしなければならないところもわかりますし、モチベーションもアップしますよね。

たしかにそうですね。「歯磨きを頑張らないと！」という気持ちになります。それでもうまく磨けないところは、歯医者さんでクリーニングしてもらえばよいですよね？

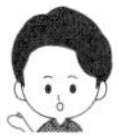

定期的に歯科医院に通うことは大事ですが、それはクリーニングのためというわけではありません。たとえば3か月に1度、年に4回歯科医院に通っても、1回1時間と

して歯科医や歯科衛生士がケアできるのは、1年でたった4時間です。その時間でできることは限られていますよね。日常生活のなかで、自分でお口のなかをよい状態に保てなければ、むし歯にも歯周病にもなってしまいかねません。

むし歯や歯周病になるか、ならないかはセルフケア次第ということですね。じゃあ、なぜ、定期的に歯医者さんに行かなくちゃいけないのですか？

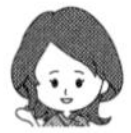

歯科医や歯科衛生士は二人三脚の伴走者のような存在だと思ってください。オリンピックに出場するような一流選手であってもコーチがいて、アドバイスをもらっていますよね？　歯科医や歯科衛生士もそれに似ていて、正しいセルフケアがちゃんとできているのか、定期的にチェックしてアドバイスをするのが大事な役割です。

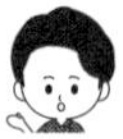

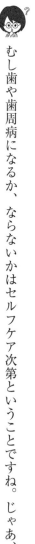

磨けていないところがあるということは、正しいセルフケアができていないということですから、そのときは適切なやり方をお伝えします（セルフケアについては第2章で詳しく説明します）。

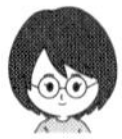
一人だとサボってしまいそうだから、ときどきチェックしてくれる歯医者さんがいると、緊張感が出ていいかもしれません。

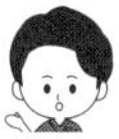
そういう効果もありますね。毎日きちんとケアしていたか、歯科医院に来る前だけ一生懸命磨いたのか、歯科医がお口のなかを見ればすぐにわかってしまいますから。

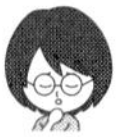
ごまかしはきかないのですよね。

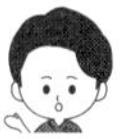
ごまかしていたら、歯は悪くなっていきますからね。何のための毎日のケアなのか……ってところが大事ですよね。

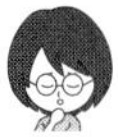
むし歯や歯周病にならないためですよね。肝に銘じます。

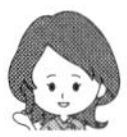
それから、どうしてもうまく磨けないところ、プラークが残ってしまうところをケアしやすいように治療をするという選択肢もあります。たとえば、むし歯の治療痕にすき間や凸凹ができてしまっていたり、歯並びが悪いところなどです。

最初に「治療の良し悪しが、むし歯に関係することがある」と言われましたが、歯科医の腕によって治療痕のすき間や凹凸に差ができるということでしょうか？

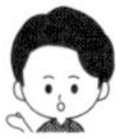

たしかに差はあると思います。あとは、詰め物や被せ物の材質などの影響もあります（第3章で詳しくお話しします）。歯や詰め物・被せ物は、毎日毎日お口のなかのジメジメした環境で、食事のたびに大きな力が加わるという過酷な状況にさらされています。歯ぎしりなどの癖がある場合はもっと過酷です。すると、できるだけセルフケアしやすいように治療したとしても、歯や詰め物が欠けたり、すり減ったり、詰め物の種類によっては吸水膨張して段差ができたりして、プラークが残りやすくなることもあります。

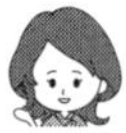

包丁を使い続けていると、刃こぼれしたり、切れが悪くなったりしますよね。

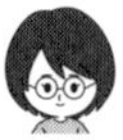

適切なセルフケアのためにも、歯科医院で定期的にみてもらうことが大切なんですね。

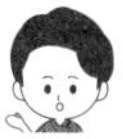

はい。歯科医院とセルフケアの両輪で歯を守ってほしいです。歯は大事な財産ですから。アメリカの事例ですが、**歯科医が誤って健康な歯を抜いてしまった医療事故の裁判では、歯１本の価値が、１００万円と判断されました。**28本全部で２８００万円ということになります。

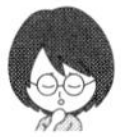

そんなにですか？

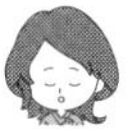

人によっては、失った歯が戻るならもっと払ってもいいという人もいるでしょう。でも、１本１００万円払っても、５００万円払っても、一度失ってしまった歯は元には戻りません。

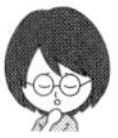

歯の価値に値段は付けられないですね。

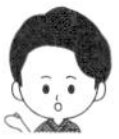

はい。まさにプライスレスなんです。今さらとは思わずに、自分の歯にもっと興味をもって、正しいケアを始めてもらえると嬉しいです。

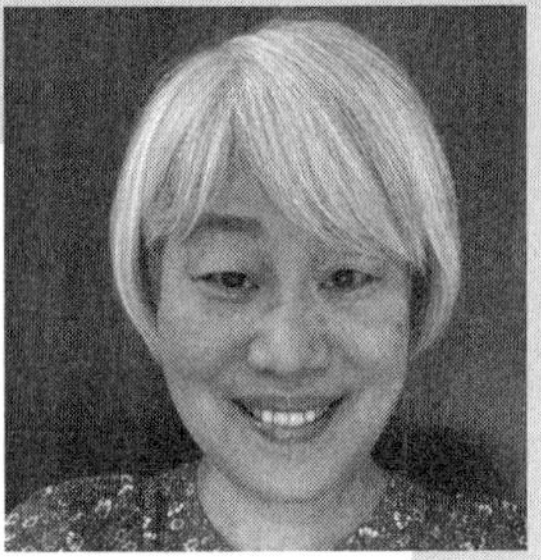

コラム

歯で人生が変わった患者さんの声①

『歯への意識が 180 度変わりました』

初めてのカウンセリングで「歯磨きがきちんとできるようになってから治療します」と言われ、今までの歯科の常識と違い、目から鱗が落ちました。
「理に適っているな」と思いました。

この日から私の意識は 180 度変わりました。年に 2 回通っている歯医者さんに頼ってばかりはいられない。そうです、自分の口の中を毎日キレイにしないといけないのです。

私たちの年代は、乳幼児期に家族から口内細菌をうつされた世代です。口腔衛生に関する情報も知識も不足していたので、親や祖父母世代からの感染が多かったようです。

私はそれから「歯は大事にしなさい」という冊子を作り、子、嫁、妹、甥姪、その連れあいに至るまで歯ブラシを配り、歯磨き指導をすると同時に、虫歯も歯周病も細菌感染症なのだから、生涯お口のなかをケアしなければならないのだと話しました。

みんな赤染め液で染まった菌の塊を鏡で見ながら真剣に聞いてくれました。

自分でも決意を新たにしました。

女性の平均寿命は 87 才、健康寿命は 75 才と聞きます。

健康で活動的な生活を長く送るためには「まずお口の中から！」と思い、治療して下さる先生方、優しく声を掛けてくれるスタッフの方々に感謝して、これからも自分で頑張ってお手入れをしていきます。

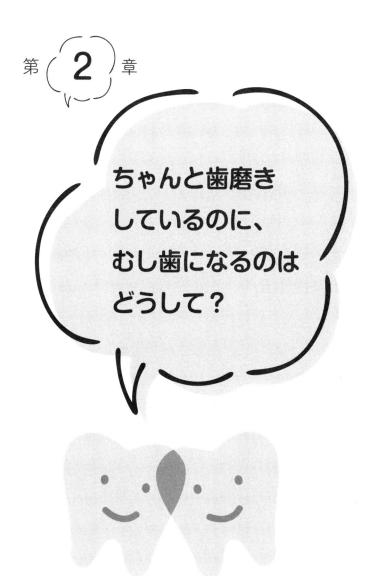

第2章

ちゃんと歯磨きしているのに、むし歯になるのはどうして？

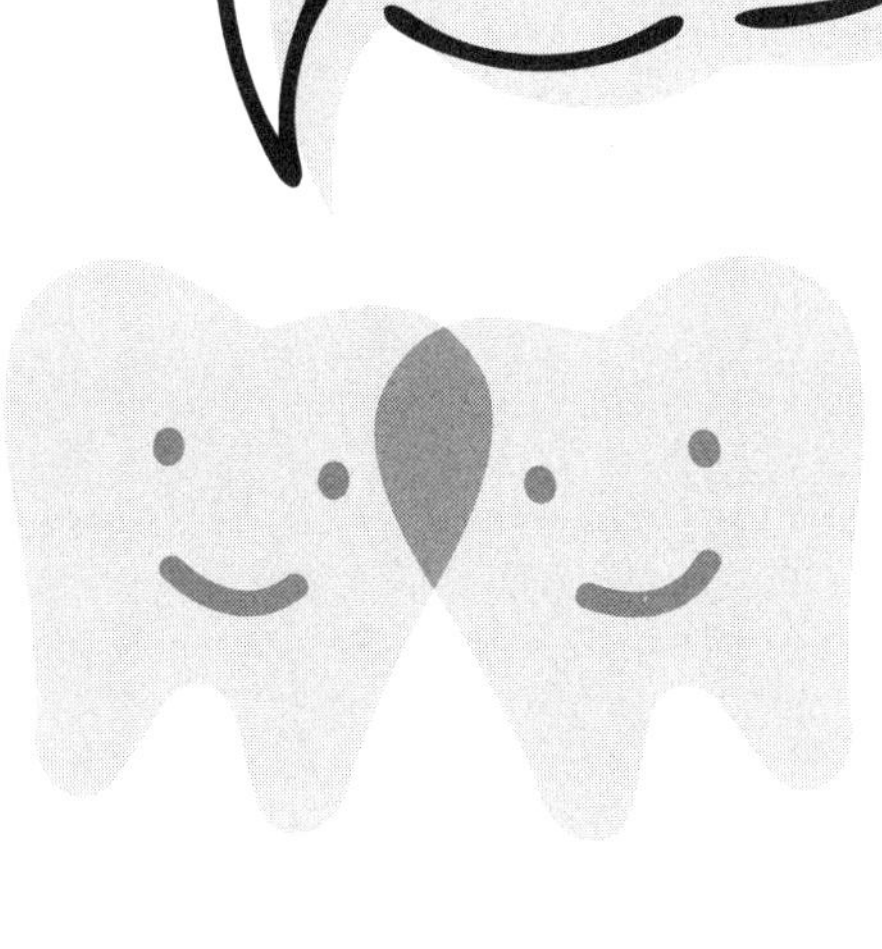

甘いものを食べると、本当にむし歯になるの？

甘いものを食べすぎると、「むし歯になるよ」と言われた記憶があるのですが、これって迷信だったのでしょうか？　むし歯の原因は細菌なんですよね？

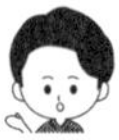

たしかに、むし歯の根本原因は細菌なんですが、甘い食べ物も無関係というわけではありません。むし歯の発生には危険因子（リスクファクター）がかかわっているのですが、甘いものに含まれる糖質はその要素のひとつなんです。**危険因子には細菌、糖質、そして時間と環境の4つが挙げられます。**

糖質がなぜ、むし歯のリスクになるのですか？

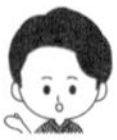

よく知られているむし歯菌にはミュータンス菌がありますが、この菌は糖質を栄養にして増殖するんです。

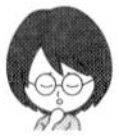

「甘いものを食べるとむし歯になる」は、よく聞きますけどあながち間違ってはいなかったのですね。

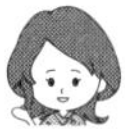

そうですね。間違ってはいないのですが、糖質はお菓子や果物などの甘いものだけに含まれているわけではありません。ミュータンス菌は砂糖（ブドウ糖）・果糖に加えて、でんぷんも栄養にしていることが、近年わかってきたんです。とくにお米や小麦などの穀物、ジャガイモや豆などは、高温で熱せられたり（炊く・蒸す・煮るなど）、つぶされたり乾燥されたりして、調理されます。こういった加工されたでんぷんは、ミュータンス菌の大好物になってしまうのです。つまり、**一般的な食事でも細菌が増えてプラークができてしまう**ということです。

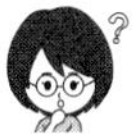

砂糖だけじゃなくて、果物やでんぷんもそんなにリスクがあったなんてビックリしました。では、むし歯になるリスクを高める要因の残り2つはなんですか？

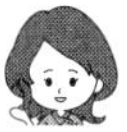

ひとつは時間です。食べかすが口のなかに残っている時間が長ければ、むし歯菌が増えていきますし、増殖したむし歯菌が口に居座る時間が長ければ、歯が溶かされてむ

し歯になります。時間経過がむし歯の発生に関係しているのです。

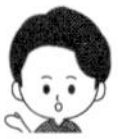

そして、もうひとつの要因は環境です。環境要因には、歯の質・唾液の量や質・歯並びなどがあります。歯の質は、人によって違います。たとえば、歯の表面のエナメル質の溶けやすさやプラークのつきやすさには個人差があります。

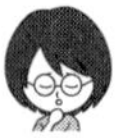

でも、歯質は生まれつきのものだから改善しようがないですよね？

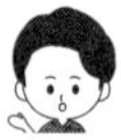

歯質を強化する治療で多少は改善できますが、歯質の大部分はもって生まれたもので決まります。ただ、誰しも乳歯や生えてきたばかりの歯は、表面のエナメル質がまだ未成熟なんです。生えてきたあとに唾液中のミネラルなどを取り込んで、だんだん成熟していくのです。この時期はむし歯になりやすい半面、歯質強化の効果が出やすい時期なんですよ。

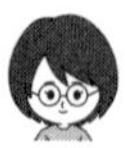

たしかに、私も小学生から高校生くらいが、とくにむし歯になりやすかったです。自分の子どもは気を付けたいです。ほかの環境要因、唾液の量や質・歯並びも変えよう

がないですよね……。

そんなことはないですよ。たしかに唾液の質は簡単には変わりませんが、唾液は血液からつくられますので、血液の質を上げることが大切です。また、よく噛んだり、唾液腺マッサージをすることで、唾液の量は増えたりします。汗をかいたときは、充分に水分補給をしないと、唾液の量が一時的に減ってしまいます。唾液が減るとそれだけ自浄作用（食べかすを洗い流す作用）が下がってしまうのです。

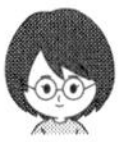

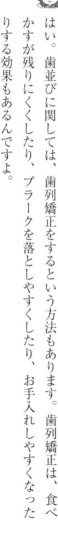

よく噛んで食べることは消化にいいだけじゃなかったんですね。

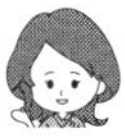

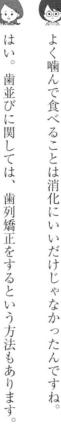

はい。歯並びに関しては、歯列矯正をするという方法もあります。歯列矯正は、食べかすが残りにくくしたり、プラークを落としやすくしたり、お手入れしやすくなったりする効果もあるんですよ。

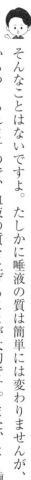

むし歯は、細菌・糖分・時間・環境の4つの要因が重なったときにできます。次ページの図のように4つの要因を輪で表すとわかりやすいと思います。4つの要因は、い

ずれもゼロにはできませんが、少なくすることはできます。たとえば、食事をしたら歯磨きをして、食べカスが口に残っている時間を少なくして、むし歯菌の増殖を防ぐことが重要です。そうやってそれぞれの輪を小さくすることで、むし歯を予防できます。

むし歯が発生する主な原因

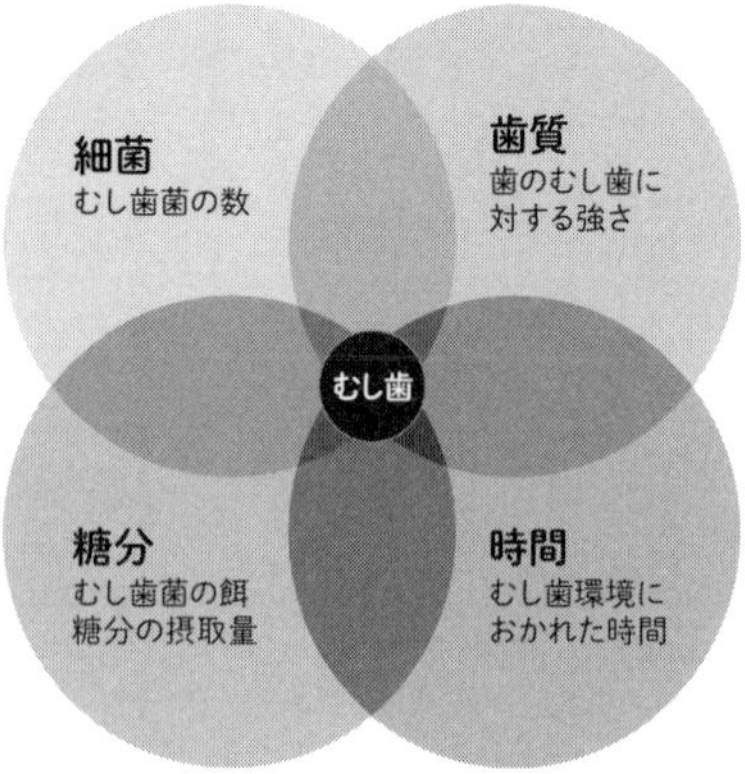

むし歯は、どうやってできるの？

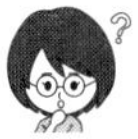

細菌は糖質を栄養にして増えると聞きましたが、それがプラークになるのですか？

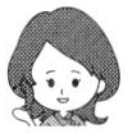

はい、そうです。口のなかの細菌は糖質を栄養にして増殖するとき、「グルカン」というネバネバした物質をつくり出して、歯にくっつきます。そこでさらにさまざまな菌が増えてグルカンに包まれた菌の集合体となります。これがプラークです。

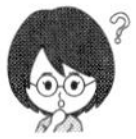

じゃあプラークがつくと、むし歯ができるのはどうしてですか？　硬い歯に穴が空いてしまうのが不思議なんですけど。

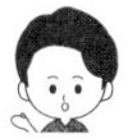

それはプラークのなかにいる、ミュータンス菌とラクトバシラス菌（乳酸菌）といった細菌が、糖質をエサにして酸をつくり出すからです。硬くて丈夫な歯ですが、酸にはとても弱くて、酸にふれると歯の表面からカルシウムやリンが溶け出してしまいま

す。つまり、歯が溶けてしまうということです。

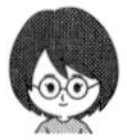
溶けた部分がむし歯になって、痛くなるのですね。

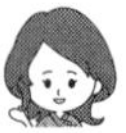
むし歯でも痛みがないことも多いんです。歯の表面にあるエナメル質、そのなかにある象牙質には神経が通っていないので、エナメル質が溶けたり、象牙質に穴があいたりしても痛みがないことも多いです。むし歯が原因で冷たいものがしみたり、痛みが起きたりするのは、歯の中心部にある神経近くまで、進行したときが多いんですよ。

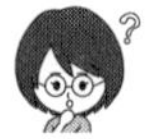
そうなんですか。じゃあ、早く見つけるにはどうすればよいのでしょうか？

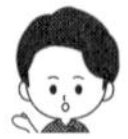
定期的に歯科医院で見てもらえば、むし歯を早期に発見できる確率は高くなるでしょう。ただ、早めに見つけることよりも、**今後は、むし歯をつくらないことを心がけるのがいちばんだと思います。**

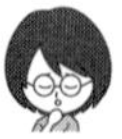
やっぱり予防が大切ということですね。

むし歯が発生する流れ

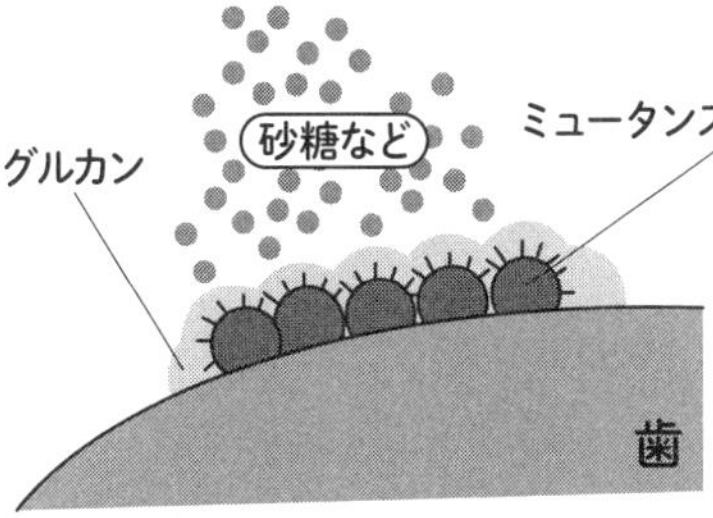

ミュータンスレンサ球菌が歯に付着して、糖分を栄養にして増殖し、グルカンという物質をつくる

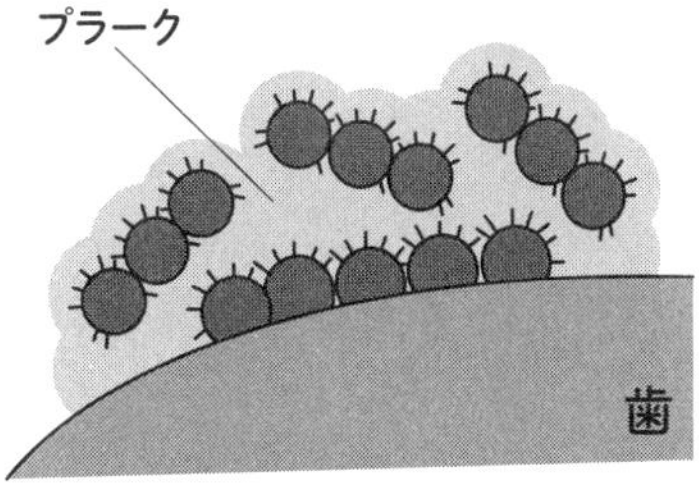

さらに増えてグルカンに包まれた細菌の塊となりプラークを形成する

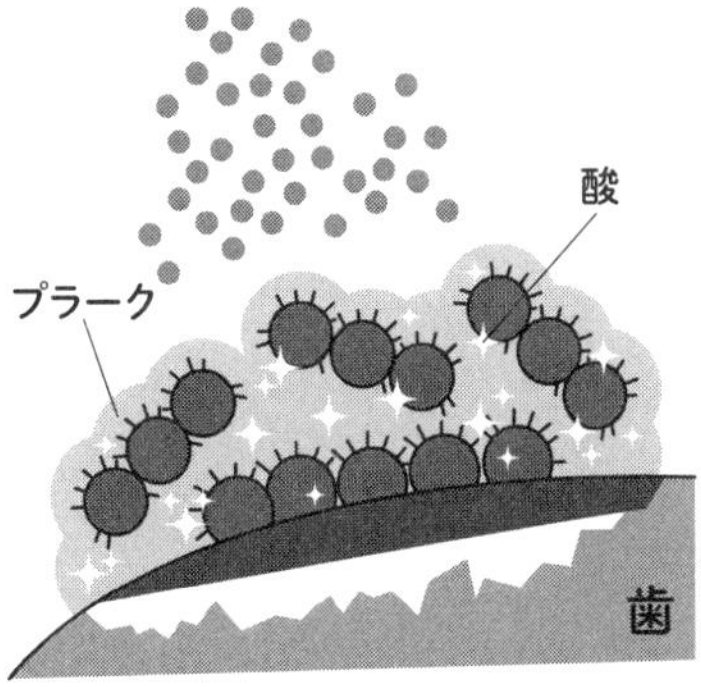

砂糖をとりこんでプラーク中では酸が作られて、酸に接する歯にはむし歯ができる

出典：歯とお口のことなら何でもわかる テーマパーク8020「むし歯」より
https://www.jda.or.jp/park/trouble/index02.html

むし歯と歯周病ってどう違う？

むし歯のことはよくわかったのですが、では歯周病はどんな病気なのですか？

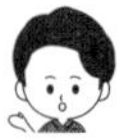

佐藤さんは、歯周病にどんなイメージをもっていますか？

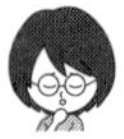

なんとなくのイメージですが、むし歯がひどくなると、歯ぐきまで病気が進行して歯周病になるのかなと思っていました。

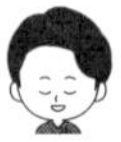

佐藤さんのように、患者さんのなかにはむし歯と歯周病が同じ病気だと思っている人もいます。けれども、**この2つはまったく別の病気なんですよ。原因になる細菌も違うんです。**

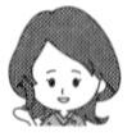

患者さんにはわかりやすいように、この2つの病気を植えられている花にたとえて説

明しています。歯を花とすると、歯周病は土の病気です。歯の下にある歯ぐきや骨の病気なんです。土が病気になってやせてくると、そこに植えられている花は立っていられませんよね。同じように、歯の土台となる骨が病気になると、歯を失うこともあります。

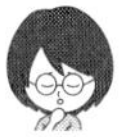

歯の土台は歯ぐきだと思っていたのですが、その下には骨があったんですね。

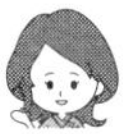

そうなんです。歯は歯ぐきのなかにある骨に埋まった状態で支えられています。歯のレントゲンをとると、歯の下に白く写っている部分がありますね。それが骨です。一方、歯の歯周病が進んだ人のレントゲンをみると、歯の下が黒くなって何も写っていないことがあります。これは、歯の下にある骨が溶けてなくなった部分なんです。

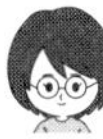

歯周病になると歯ではなくて、骨が溶けるんですね。それもプラークのせいですか？

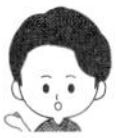

そのとおりです。まず、細菌が増殖してできたプラークが歯ぐきに炎症を起こして、歯肉炎（歯ぐきだけの炎症）になります。歯肉炎の状態でさらにプラークが付き続け

ていると、骨が溶ける歯周病に進行してしまうのです。骨が溶けて、歯と歯ぐきの間に生まれたすき間を歯周ポケットといいます。

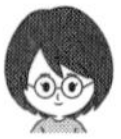
歯周ポケットは聞いたことがあります。

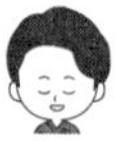
歯周病が進行して炎症がひどくなるほど、歯周ポケットは深くなります。するとプラークもどんどん奥に侵入して、プラークのなかで増殖した歯周病菌によって歯を支えている骨がさらに破壊されてしまうのです。

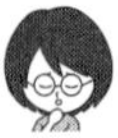
歯周病って歯ぐきが腫れて痛かったり、血が出たりするイメージしかなかったです。

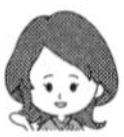
そうですよね。でも、**歯周病は自覚症状が少ない病気なんです。**腫れていても痛みや腫れぼったさなどを感じないことがほとんどですし、必ず出血するわけでもありません。だから気づかないうちに進行してしまうことが多いんです。

気づかないうちに骨が溶けていくなんて、想像しただけですごく怖いです。進行する

と、最終的にはどうなってしまうのですか？

歯を支える骨がなくなって自然に歯が抜け落ちてしまいます。**日本の成人の約80％が歯周病にかかっていて、大人の歯の喪失原因の50％以上は歯周病が原因なんですよ。**

えー、私も気づいてないだけで歯周病かもしれないですね。歯周病かどうかはどうやってわかるんですか。

歯科医院でレントゲン検査と歯周病の検査を受ければわかります。

今度受けてみます。溶けてしまった骨を元に戻すことはできないのですか？

歯周病が進むと、どうなる？

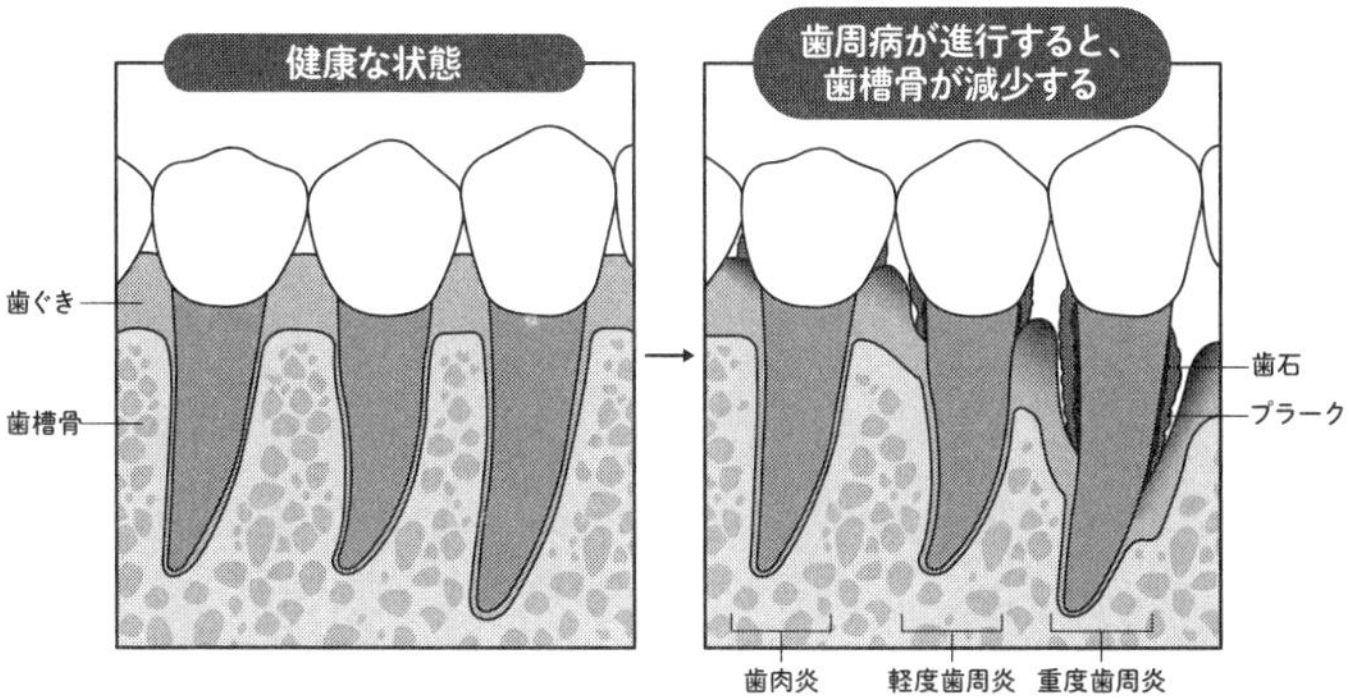

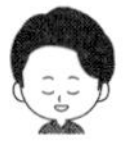

残念ながら、溶けた骨は基本的には元に戻せません。骨を再生する治療法もありますが、その人の歯周病の進行度や骨の減り方によって効果は限られます。そのため歯周病は、溶けてなくなってしまった骨のところまで歯ぐきをひきしめるのが基本的な治療です。歯周ポケットが浅くなり、セルフケアしやすい状態を目指します。骨を元通りにするのは難しいので、歯周病にならない、進行させない予防が大切なんですよ。

お口の天敵、プラークは取りづらい!?

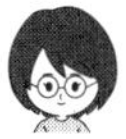

むし歯や歯周病を予防するためには、プラーク対策が必須だということはよくわかりました。**プラークコントロール**という言葉もよく聞きますよね。

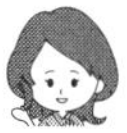

そうですね。プラークコントロールというのは、プラークを取り除き、口内環境を正常に保つことを意味します。それは単なる歯磨きではなく、口内に蓄積するプラークをできるだけ減らすことが目的です。すでに付いているものを取り除くだけでなく、これからつくられるプラークを減らすことまで含まれます。

私のように毎日歯を磨いていてもむし歯になるってことは、それだけプラークが口のなかに残っているということですよね？　どうしてこんなに落としづらいんでしょうか？

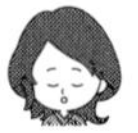

プラークが落としづらいのは、プラークがネバネバ物質（不溶性グルカン）で覆われているからなんです。このネバネバ物質のせいで歯に強力にくっつくので、勢いよくブクブクうがいをしても落ちないんです。

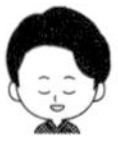

また、このネバネバ物質はバリアにもなっていて、プラークのなかに洗口液などが浸透していかないので、殺菌もうまくできないのです。

プラークは洗口液でブクブクしても殺菌できないってことですね。では、どうすれば取り除けるんでしょうか？

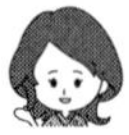

実は、**こすれば取れます。**逆に言うと、こすらなければ取れないということです。たとえて言えば、お風呂のヌメヌメ汚れといっしょなんですよ。佐藤さんは、浴槽のヌルっとした汚れを掃除するとき、どうしますか？

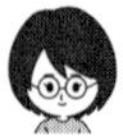

スポンジやブラシでこすって洗い流します。

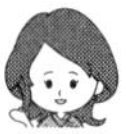

そうですよね。お風呂のぬめりはシャワーで流したくらいでは落ちないので、こすり洗いをしますよね。スポンジやブラシでやさしくこすれば落ちますね。プラークも同じです。

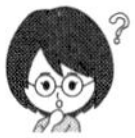

プラークは歯ブラシでやさしくこすれば取れるってことですね？

はい。プラークもお風呂のヌメヌメ汚れも、ネバネバした物質でバリアを張った細菌の集合体が歯や浴槽にこびりついたものなので、取り除くにはブラシなどでこすって物理的にはがす必要があります。しかし、そのときに大きな力は必要ありません。小さな力でも、ちゃんとこすれていれば取れるんです。

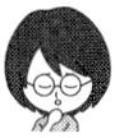

ゴシゴシ磨かないと取れないと思って、これまで強く磨いてました。

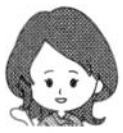

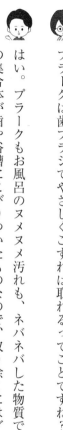

力強くゴシゴシしている人は結構いらっしゃるんです。力が強いと、歯が削れたり知覚過敏の原因になったりするので、適切な力加減で歯の表面に確実に当てて磨くことが大切です。

プラークが、どのくらい残っているか知ろう！

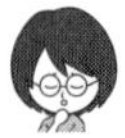

歯の面に当てて磨けば、いいんですね。でも、ちゃんと磨けているのか心配です。

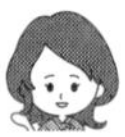

ちゃんとプラークが落ちているのか心配ですよね。私たちが歯科医院を開業してから何も指導する必要がないくらいきちんと磨けていた人は1、2人だけでした。**大半の人が正しく磨けていないと考えていいのではないかと思います。**

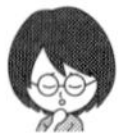

私もちゃんと磨けていない可能性が高いですね。ということは、今までと同じ磨き方をしていたらダメということですね。

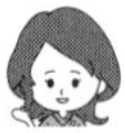

少なくとも、むし歯をくり返していたり、歯周病が進行している人は、磨き方を改善する必要がありますね。次ページの図を見てもらうと、かなり多くの方が磨けていないのがわかると思います。

私も改める必要がありそうですね。プラークがちゃんと取れているのか調べる方法はないんですか？

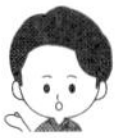

はい、プラークがどのくらい取り除けているのか、客観的に判断するのに役立つ指標があります。それが「プラークスコア（プラークコントロールレコード：ＰＣＲ）」です。これはプラークがどのくらい残っているかを数値化したものです。１本の歯を４つの面、頬側・舌側・近心（手前側）・遠心（奥側）にわけて、28本ある人の場合は４面×28本＝１１２面のうち、何面にプラークが残っているかを、パーセントで表します。１１２面のうち、56面にプラークが残っていたら、プラークスコアは50％ということです。

自覚良好群における性別・年代別歯垢付着状態

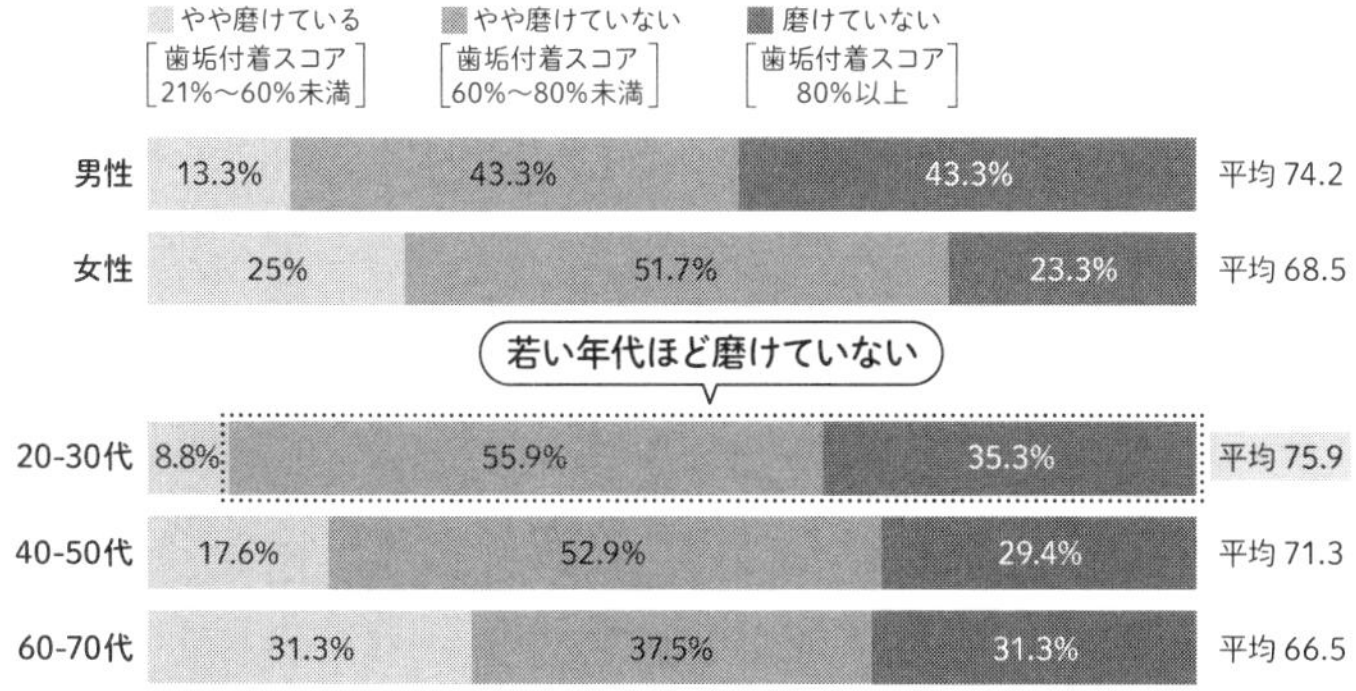

ライオン(株)調べ,2014
出典：クリニカ「20 〜 30代の「磨き残し」実態」https://clinica.lion.co.jp/oralcare/jittai/

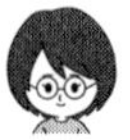

プラークスコア０％なら、正しく磨けているということですね。

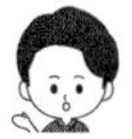

たしかに理想はプラーク０％ですが、その人の歯並びやむし歯の治療痕など、歯の状態によって、０％は難しい場合が多いでしょう。**一般的に、目標とするのはプラークスコア20％です。**20％以下になると、むし歯や歯周病のリスクがぐっと下がることがさまざまな研究でわかっています。

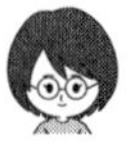

プラークを１００％落とさなくちゃいけないと言われるとハードルが高いけれど、８割落とせることが目標なら「できるかも」という気持ちになりますね。

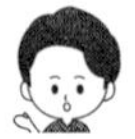

そうですね。正しい歯磨きに慣れてくれれば、プラークスコア15％、10％とさらに高い目標も達成できると思いますよ。まずは、歯科医院でプラークスコアを調べてもらって、自分の現状を知るところから始めましょう。

はい、わかりました。プラークスコアはどうやって調べるのですか?

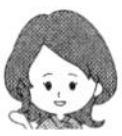

歯垢染色剤というものを使って調べます。これは染め出し液とも呼ばれていて、歯に塗ると歯垢が残っているところが赤く着色されます。どこにどのくらいプラークが残っているかがわかるのです。

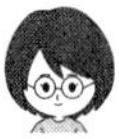

子どもの頃にやったことがあります！　赤く染まれば染まるほど、プラークが残っているということですよね。

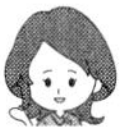

そうです。プラークは歯ブラシでこすれば落ちると言いましたよね？　つまり赤く染まってプラークが残っているところは、歯ブラシが当たっていないところということです。歯ブラシが当たっていないところは、その人の磨き方のクセであったり、道具に問題があったりすることが多いのです。

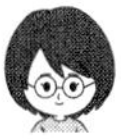

クセを直したり、適切な道具を選んだりして、すべての歯が磨けるように、上手な磨き方を身につける必要があるんですね。

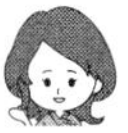

そのとおりです。そうすれば、だれでもプラークスコア20％を達成できますよ。

1日、何回磨けば大丈夫？

プラークスコア20％以下になるような歯磨きが大切なことはわかりました。それを毎食後やればいいってことですか？

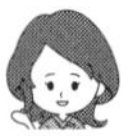

とてもいい質問ですね！　それを1日何回やればいいのかは、どのくらいの時間・期間でプラークができてしまうのかを考えなければなりません。では、食事をした後、どのくらいでプラークができてしまうと思いますか？

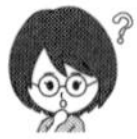

食後2～3時間とかですか？

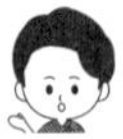

条件によっては早くできることもありますが、**プラークは、およそ24時間～48時間ほどで成熟すると言われています。**つまり、プラークが成熟してしまう24時間に1回、20％以下になるていねいな歯磨きをすれば、プラークが口のなかにとどまる時間を最

小限にできるんです。

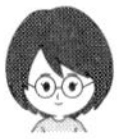

1日1回でいいなら、私でもできそうです。

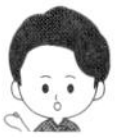

そうですよね！　ただし、歯磨きが1日1回でいい訳ではありません。1日1回のていねいな歯磨き以外にも、食後に簡単な歯ブラシやブクブクうがいをすることで、食べカスを洗い流したり、酸性の環境をリセットしたりする必要があります。なぜなら、食べカスがお口のなかにとどまっている時間が長いほど、それをエサにしてプラークができやすくなってしまうからです。また、食後はお口のなかが酸性に傾いていることも、プラークをできやすくしてしまう原因となります。

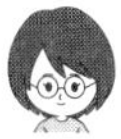

1日1回のていねいな歯磨きに加えて、プラークができにくくするためのお手入れが必要ってことですね。

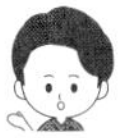

その通りです！　どういったタイミングで何をすれば効果的なのかは、食習慣や生活習慣によってさまざまなので、第3章で詳しくお話しします。

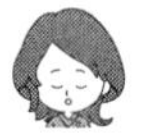

実はプラークは時間がたつにつれて、どんどん細菌を含む粘着層が堆積していってさらに落としづらくなってしまいます。そして、さらに放っておくと、唾液に含まれるカルシウムが沈着して石灰化し、硬い歯石に変化します。歯石になってしまったら、自分では取り除けません。

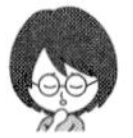

歯石の元がプラークだとは知りませんでした。やっぱり、1日1回のていねいな歯磨きが大切ってことですね。

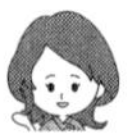

そのとおりです。時間がたてばたつほど、プラークのなかの菌も増えてしまいますから。では、プラーク1㎎（歯の表面を爪でこすってついてくるくらいの量）のなかには細菌はどのくらいいると思いますか？

想像もつかないけど、100万個とかですか？

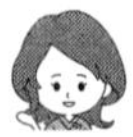

なんと、**プラーク1㎎のなかに1億～数億の細菌が存在している**と言われているんです。

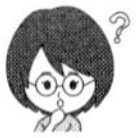

そんなに⁉

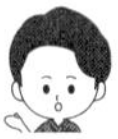

当然ですが、プラークの量が増えればその分、口のなかの菌の数も増えます。便のなかにいる菌の数は、１㎎に１０００万～１億くらいと言われますから、口には便と同じ、あるいはそれ以上の菌がいることになります。**実は、体のなかでいちばん細菌の密度が高いのがプラークなんですよ。**

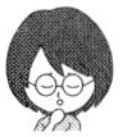

プラークは、便より菌の密度が高いということですか……。

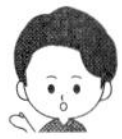

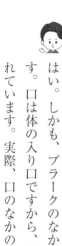

はい。しかも、プラークのなかにいる菌はその多くが、体に悪影響を与える悪玉菌です。口は体の入り口ですから、体のなかのいろいろなところに悪影響があると考えられています。実際、口のなかの細菌がさまざまな病気にかかわっていることがわかっているんですよ。詳しくは、第４章で解説しますね。

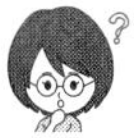

やっぱり、ていねいに磨かなくちゃいけませんね。じゃあ、１回あたりどのくらい時間をかけて磨けばいいですか？

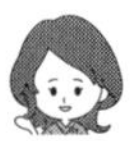

患者さんにも「何分、磨いたらいいですか？」とよく聞かれるのですが、歯磨きにかかる時間は歯並びや歯の治療跡、歯と歯の間のすき間の状態などによって変わり、人それぞれです。でも、プラークスコア20％以下になるようていねいに磨こうと思ったら、1分、2分では終わらないですよね。

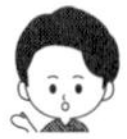

長い時間、磨けばいいということではなくて、正しいやり方で歯1本、1本をすみずみまで磨くというのが大切です。

意外とできていない!?　歯磨きのコツ

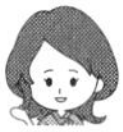

では、具体的な歯の磨き方についてお話ししましょう。まずは、正しくていねいに磨くための3つのコツを紹介します。

コツ①　道具を選ぶ

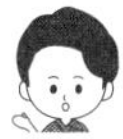

歯磨きはプラークを落とすのが目的なので、それに適した道具を選ぶことが大切です。まず必要なのは歯ブラシですが、佐藤さんはどんな歯ブラシを使っていますか？

とくにこだわりはなくて、ドラッグストアで、特売になっているものを選んで買っている感じです。

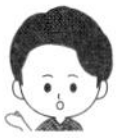

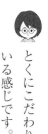

そういう人が多いですよね。それがダメということではありませんが、プラークを落

としやすい歯ブラシのポイントを知っておくと、より効率よく歯磨きがしやすくなりますよ。まず、歯ブラシの毛のかたさです。

「やわらかめ」「ふつう」「かため」がありますが、どれを選べばよいですか？

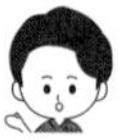

一般的に、**毛のかたさは「やわらかめ」から「ふつう」がおすすめ**です。プラークをうまくこすり落とすには、ある程度、コシや弾力が必要です。掃除用ブラシでも、やわらかすぎるとこびりついた汚れを落とせませんよね。

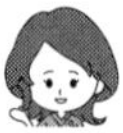

歯周病が進行していて、歯周ポケット周辺を重点的に磨く場合には、やわらかい毛の歯ブラシを併用してください。

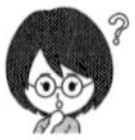

硬い毛はなぜ、ダメなんですか？　プラークが落としやすそうですが。

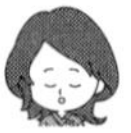

そうですね。硬い毛はたしかに汚れを落とす力は強いのですが、歯や歯ぐきを傷つけやすく、歯面に沿わせにくいという側面もあるので注意が必要です。

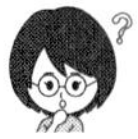

わかりました。では、毛の形は？　毛が山形にカットされているものもありますよね？

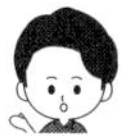

毛の形はフラットなものがおすすめです。先程も話したとおり、プラークが残っているところは、歯ブラシが当たっていないところです。歯ブラシの毛はフラットな方が歯の表面に密着しやすいので、プラークを落としやすいのです。

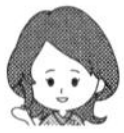

次はヘッドの大きさです。佐藤さんはヘッドの大きさを気にしたことがありますか？

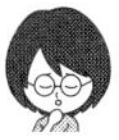

私は、小さいほうがいいと思って、超コンパクトなものを選ぶことが多いです。

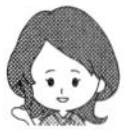

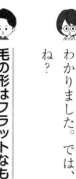

大きすぎないほうが、口のなかで扱いやすいですよね。ただ、すごく小さいものがよいかと言うとそういうわけでもありません。ある程度ヘッドの幅があったほうが、歯の表面を効率的に磨けるからです。掃除機もヘッドの幅が長いほうが、広い面を一気にキレイにできますよね？

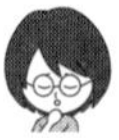

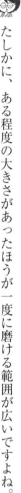

たしかに、ある程度の大きさがあったほうが一度に磨ける範囲が広いですよね。

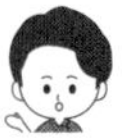

はい。口の大きさに合わせて、奥歯まで磨きやすいものを選んでください。あるいは、人によっては、奥歯用の歯ブラシを別にしている人もいますよ。

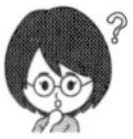

奥歯用の歯ブラシをつくるのはハードルが高いので、大きすぎず、小さすぎない歯ブラシを選ぼうと思います。歯ブラシの柄の形はどうでしょうか？　カーブがついていたり、突起がついていたりするものがありますが……。

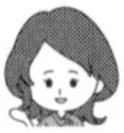

ご自身が持ちやすいものでかまいませんが、一般的には、まっすぐな柄が持ちやすく、余計な力がかからないのでよいと言われています。私たちの歯科医院では、これらを考慮してＴｅＰｅ®というブランドの歯ブラシをおすすめしています。

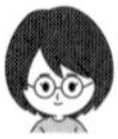

わかりました！　これから歯ブラシを選ぶ参考にします。それから、友達が電動歯ブラシがいいよって言っていたんですが、どうなのでしょうか？

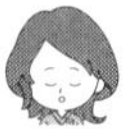

そうですね。一般的な電動歯ブラシは「音波歯ブラシ」と言われるもので、音波振動でブラシを動かすものです。うまく使えば広い面のプラークを効率よく取り除けますが、歯と歯の間や歯と歯ぐきの間、歯並びがよくないところなどはほとんど磨けません。また、力の加減が難しく、歯ぐきを傷つけてしまう場合もあります。

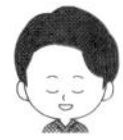

通常の歯ブラシにも言えることですが、ひとつの道具で効率よくケアできるわけではありません。電動歯ブラシも、ご自身のお口の状態に合うのであれば、選択肢のひとつになるでしょう。

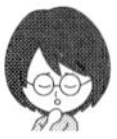

自分に合った道具なのか、ちゃんとプラークが落とせるのかが大事ってことですね。

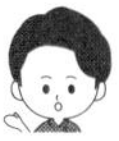

おっしゃる通りです。歯磨きに必要な道具は、ほかに何があるか知っていますか？

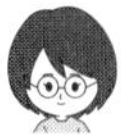

デンタルフロスとかですか？　友達が使ってると言ってました。

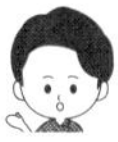

そのとおりです。これも掃除をする場所に合わせて、掃除機やホウキ、ハタキなどの

道具を変えるように、歯も磨く場所にあわせて適した道具を使い分ける必要があります。**実は歯ブラシだけだと、取り除けるプラークは全体の60％程度だと言われています。**

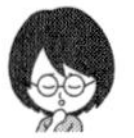
じゃあ、40％はプラークが残ってしまうということですね。

そうなんです。だから歯ブラシでは届かない歯と歯の間などのプラークを取り除くために、デンタルフロスを使います。

デンタルフロスは糸ようじのことですよね？　歯間ブラシというのもよく聞くのですが、どちらかを使えばよいですか？

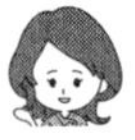
実は、デンタルフロスと歯間ブラシは磨ける場所が違うんです。フロスは歯と歯の間、歯と歯が接している部分から歯の根元の歯ぐきにかくれた歯の部分を磨くのに使います（使い方は97ページ参照）。**フロスは歯のあるすべての人に使ってほしい道具です。**

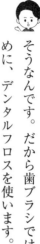

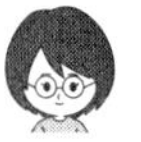

それは知りませんでした！　フロスは今まで一度も使ったことがないです。

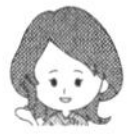

デンタルフロスには、糸だけの糸巻きタイプと、持ち手がついたホルダータイプがありますが、おすすめは糸巻きタイプです。糸巻きタイプでもいろいろな種類があるので、どれを使ったらいいかわからない人は、かかりつけの歯科医に相談してみてもよいですね。私たちのクリニックでは糸巻きタイプの「フロアフロス」という製品をすすめています。「フロアフロス」は糸の繊維の数が多く、効率よくプラークを取り除くことができるからです。

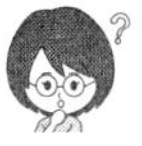

じゃあ、歯間ブラシはどんなふうに使うので

デンタルフロスと歯間ブラシ

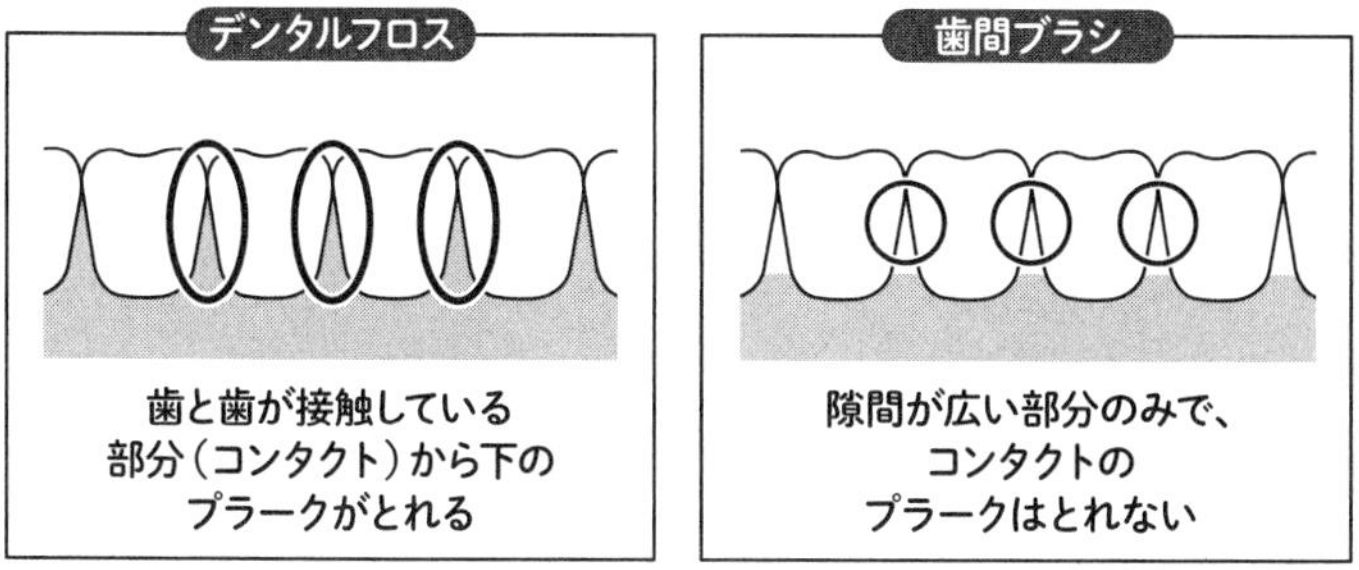
デンタルフロス
歯と歯が接触している
部分（コンタクト）から下の
プラークがとれる
歯間ブラシ
隙間が広い部分のみで、
コンタクトの
プラークはとれない

すか？

歯間ブラシは、基本的に歯の根本のすき間を磨くのに使います。歯と歯が接している部分は磨けません。歯周病などで歯ぐきが下がって、すき間ができている人は、フロスだけでなく、歯間ブラシもいっしょに使うことをおすすめします。また、ブリッジのところを磨くのにも役立ちますよ。

なるほど。フロスは必ず必要で、すき間が広い部分は歯間ブラシもプラスするといいですね。

はい。それから、もうひとつうまく使ってほしい道具があります。それがタフトブラシで

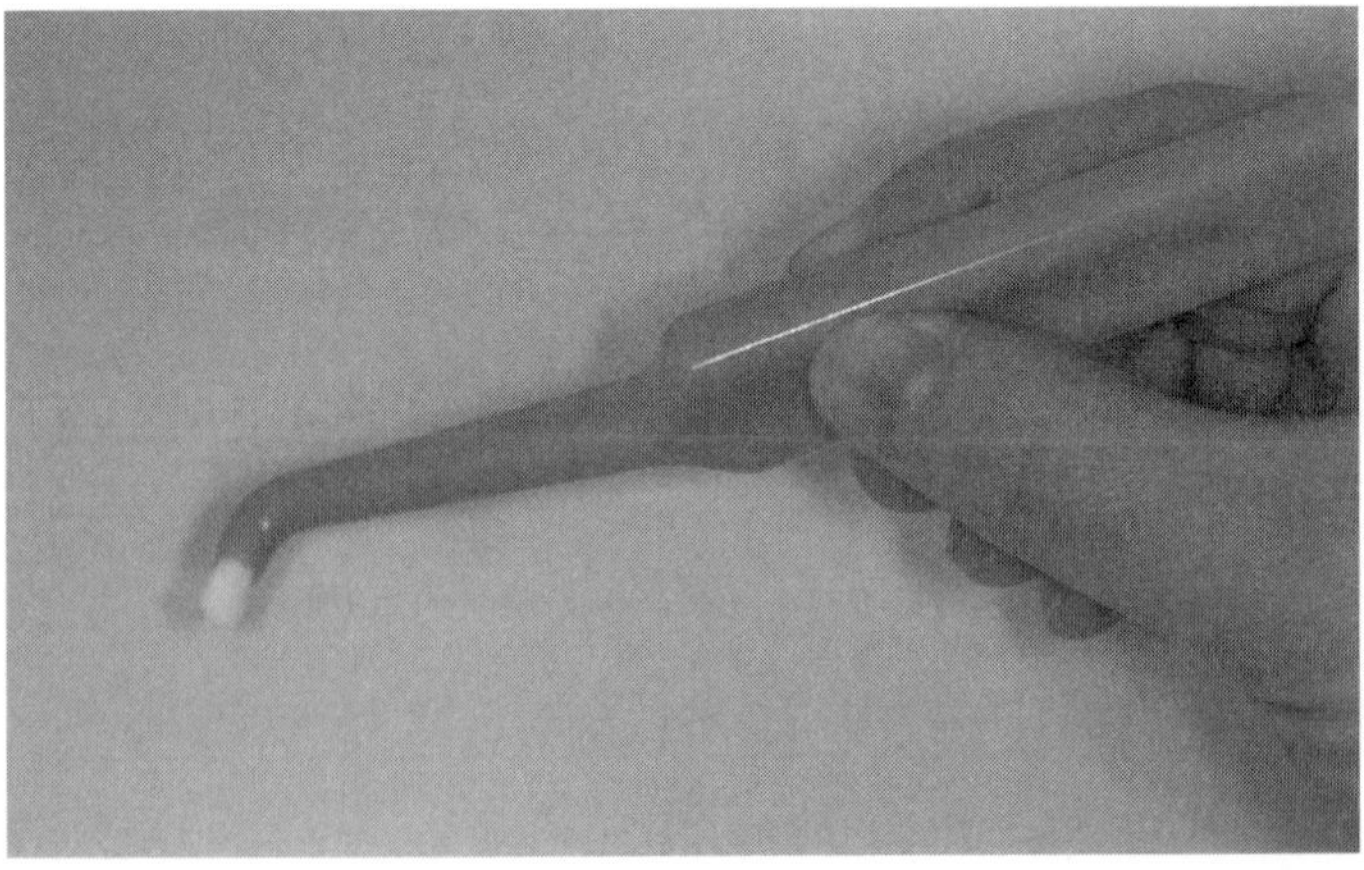

タフトブラシ

す。毛束がひとつだけの先がとがった小さなブラシです。

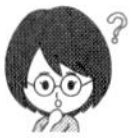

タフトブラシ？　このブラシはどんなふうに使うのですか？

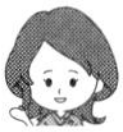

タフトブラシは、普通の歯ブラシでは磨きにくい場所を磨くのに便利です。たとえば歯並びが凸凹している部分や奥歯の奥、歯の裏側などを磨くのに適しています。

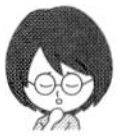

いろんな道具があって、自分に合った道具を選ぶのが大変そう……。

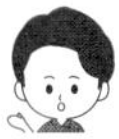

そうですね。歯の形や大きさ、歯並びなどお口のなかの状況は人それぞれ千差万別です。ですから、次のコツ②も参考にしてみてください。

コツ②　赤くしてから磨く

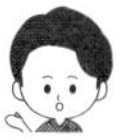

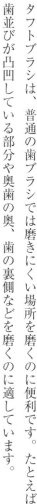

２つめのコツは、「歯垢染色剤で赤く染めてから磨く」ということです。

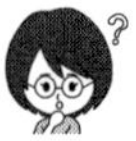
プラークスコアを調べるときとは逆に、磨く前に赤く染めるのですか？

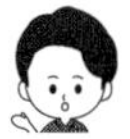
はい、そうです。プラークは歯と同じ白い色をしていて、目で確認するのが難しいことも磨き残してしまう原因のひとつとなっています。その点、プラークを赤く染めればどこに残っているかが一目瞭然です。

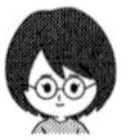
赤く染まった部分が残らないように磨けばよいのですね。

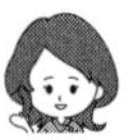
はい。毎日染色剤を使って磨いていると、よく磨けているところ、反対に磨き残しやすいところがだんだんわかってきます。また場所によって、どの道具を使うと落としやすいかもわかってくるので、自分に必要な道具を選んで使い分けられるようにもなるでしょう。私たちのクリニックでは、一人ひとりに合った道具や使い方をサポートしています。

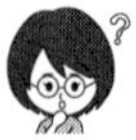
赤い部分を残さないように磨く方法がわかったら、染色剤を使うのをやめてもいいですか？

もちろんです。はじめは毎日染めて、練習することが必要ですが、自分のお口の状況に合わせた磨き方のコツを身につけたら、赤く染めなくてもＯＫです。ただし、クセや慣れもあり、ときどき染めてみると安心ですね。

赤く染める染色剤は歯医者さんで手に入りますか？

はい、手に入ります。かかりつけ医に聞いてみてもよいですし、ネット通販やドラッグストアでも販売されているので、そちらで購入してもよいですよ。

歯垢染色剤には「子ども用」もありますが、染まり方がやや薄いので、大人の方は、あまりおすすめできません。

コツ③　裏側も見て磨く

次のコツは歯の裏側も目で確認しながら磨くということです。

歯の裏側って、目で見えないところもありますよね？

そうですよね。とくに上の歯の裏側は洗面台の鏡では見えないところです。そこで、ぜひ用意してほしいのが、「プレップミラー」です。

プレップミラーってはじめて聞きました。

丸い小さな鏡がついたデンタルミラーはご存じの方も多いと思います。ただ、鏡が小さくて、自分で自分の歯がよく見えないことも多いんです。デンタルミラーに映った歯を別の鏡で見れるように角度を調節するのが難しいですから。その点、プレップミラーは鏡が大きめで、表と裏、両方に鏡がついているので、歯の裏を確認しやすいのでおすすめです。

なるほど。これもネット通販で買えますか？

はい。だいたい１０００円しないくらいの値段で売っていると思います。せっかく赤く染めてから磨いても、目で確認できないところがあるとプラークが落とせているかわかりませんよね？　ですから、鏡を使って歯の裏側にプラークが残っていないか、確認しながら磨いてほしいです。

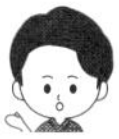

プレップミラーを使えば、歯の裏側だけでなく、歯並びが悪くて歯が奥まっているところや奥歯の奥なども確認できます。お口のすみずみまで目で確認できるので、きれいに磨けたときには達成感も感じることができますよ！

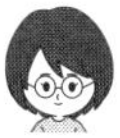

わかりました！　3つのコツをさっそく実践したいと思います。

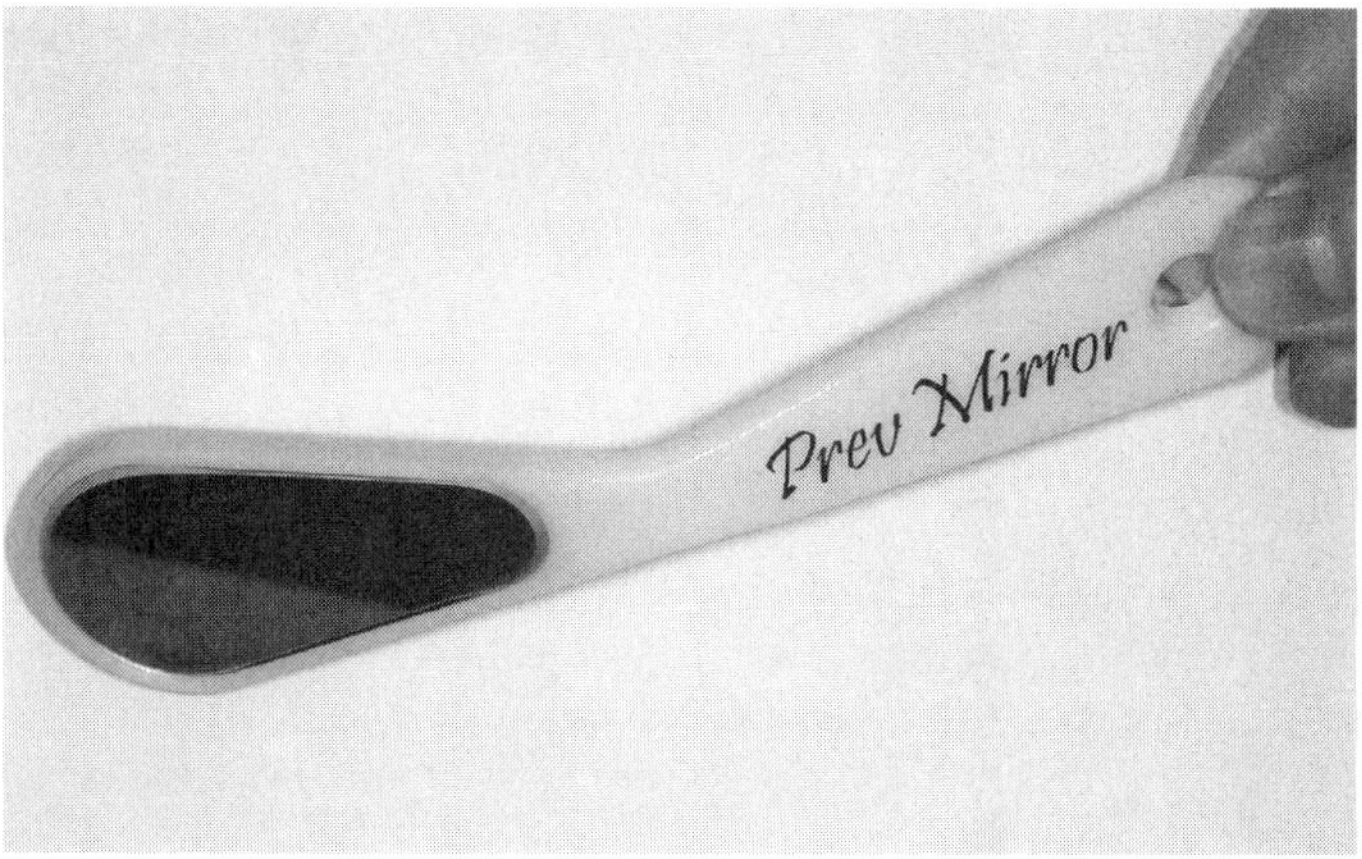

プレップミラー

正しい歯磨きは、どうすればいい？

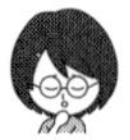

必要な道具をそろえてみたんですけれど、急に道具が増えたので、使いこなせるか、続けられるか不安になってきました。

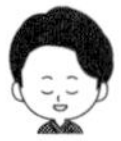

そうですよね。いきなりデンタルフロスも、歯間ブラシも、タフトブラシも……というと、負担に感じるのは当然です。無理に使っても慣れる前に使わなくなってしまうリスクが高いので、患者さんにも、**まずは基本の歯ブラシを正しく使うところから始めましょうと伝えています。**

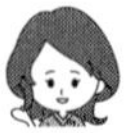

フロスなどそのほかの道具は、歯ブラシを正しく使っても磨けないところはどこかわかってから、少しずつ増やしていけばよいと思います。

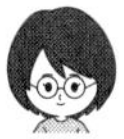

安心しました。でも、改めて「歯ブラシの正しい使い方」って言われると、自分ができているか自信がないです。

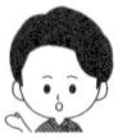

では、歯ブラシを使った磨き方を見直してみましょう。まず歯ブラシの持ち方は、**鉛筆持ちが基本で、毛先が広がらない程度の軽い力で磨くのが基本**です。

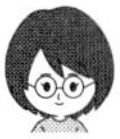

今まで、歯ブラシを握ってゴシゴシ磨いてました。

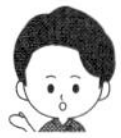

それだと力が入りすぎて、歯や歯ぐきを傷つけやすいんです。軽い力を意識すれば持ちやすい持ち方でもかまいませんよ。

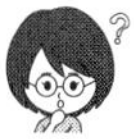

たしかに鉛筆持ちだと力が入りづらい気がします。歯ブラシの動かし方のポイントはありますか？

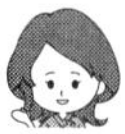

歯の噛む面や側面を磨くときには、ブラシを直角に当てて、1～2本ずつ磨くように

小刻みに動かします。ストロークが大きいと、歯ブラシが当たっていない部分が出てきてしまいます。

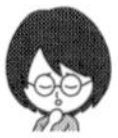

歯に密着させた状態をキープしながら磨くことが大切なんですね。

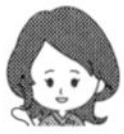

そのとおりです。直角にブラシを当てづらい前歯の裏側などは歯ブラシを縦に当てて同じように小刻みに磨きましょう。

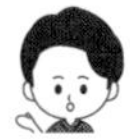

それから忘れてはいけないのが、歯の生え際。歯と歯ぐきの境目に歯ブラシを斜めに当てて、細かく振動させるようにして磨きます。

わかりました。どの歯から磨くといいかなど、順番は決まっていますか？

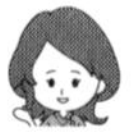

この通りでなければいけないという流れはありませんが、自分で順番を決めて磨くことは大切ですよ。その日の気分でなんとなく磨いていると、どこを磨いたのかわからなくなり、磨き残しが起こりやすくなるからです。たとえば、上の奥歯から、上の歯

の内側→外側、次に下の歯の奥歯から、下の歯の内側→外側と一筆書きのように磨くことを習慣にすると、磨き残しが防げます。

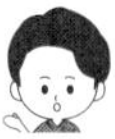

それから、患者さんには、むし歯や歯周病のリスクが高いところから磨いてくださいとお伝えしています。たとえば、むし歯の治療中や治療後の歯や、歯周病の進行が早い場所などです。

どうして、リスクが高いところから磨いたほうがよいのですか？

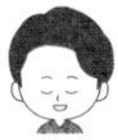

そういう場所は、たいてい段差やすき間があり磨きにくい場所なので、あと回しにすると、面倒になっていい加減に磨いてしまう人が多いからです。あとは何より病気になってしまった箇所なので、より注意が必要です。

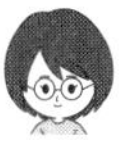

なるほど。そのためには、自分の口のなかでどこがむし歯や歯周病のリスクが高いか、把握しておくことが必要ってことですね。

歯を磨く順番の例

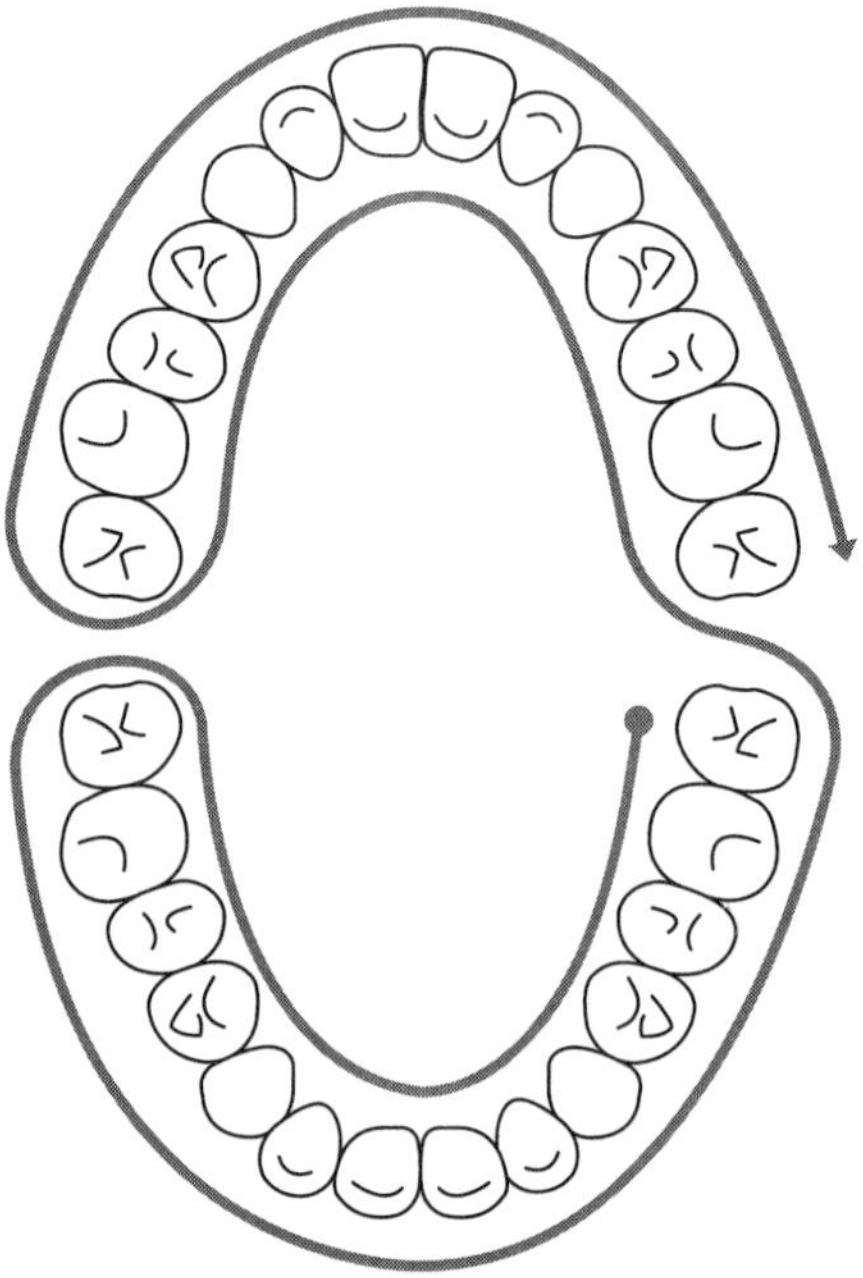

ポイント1

歯磨きの磨く順番

歯磨きの一連の流れを決めましょう。
自分の中でルールがある方が磨き残しが少なくなります。

ポイント2

どこから磨いたらいい？

順番としては、磨き残しをしやすい箇所から始めましょう。
右ききの人は、右側と下の舌側が残りやすい人が多いので、右下の舌側からスタートするのがおすすめです。

ポイント3

上の奥歯頬側は磨きにくい

上の奥歯頬側は口を閉じ気味で磨きましょう。
口を開けてしまうと歯ブラシがうまく入らないからです。

デンタルフロスの使い方とは？

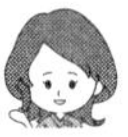

次はデンタルフロスの使い方です。

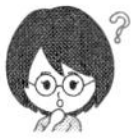

デンタルフロスを使うのって難しそうですよね……。不器用な私でも使えますか？

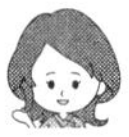

最初は難しいかもしれませんが、やっていくうちに徐々にコツをつかめると思います。はじめは苦戦していた患者さんも、ほとんどの人が続けるうちにうまく扱えるようになっていますよ。まずは正しい使い方を覚えましょう。

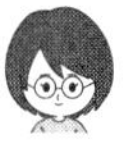

わかりました。やってみます！

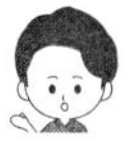

デンタルフロスは、「糸巻きタイプ」がおすすめです。一度に使う長さは指先から肘くらいまで、だいたい30～40㎝です。そのフロスの両端を両手の中指に巻き付けて使

います。利き手の中指に2回くらい、残りを反対の中指に巻きつけて、15㎝くらいの長さにしましょう。糸をピンと張って、両手の親指と人差し指で三角形がつくれるくらいの長さです。

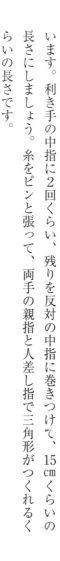

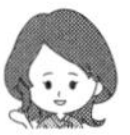

次に、両手の人差し指で上から下へフロスを押すようにして、糸がピンと張った状態にして歯と歯の間に入れて磨きます。上の歯に使うときは親指で下から上へ糸を押すようにすると使いやすいです。または、両端を人差し指と親指でつまんでもＯＫです。そのとき無理やり押し込むのではなく、ノコギリのように引いたり押したりジグザグに動かしながら入れていってください。歯と歯の間にフロスを通したら、歯の側面にピタッと添わせるようにして、またフロスをノコギリのように動かしながら下から上へ移動させてプラークをこそげ取ります。反対側の歯も同様に行いましょう。

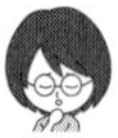

フロスも歯ブラシと同じように歯のカーブに沿って密着させる必要があるんですね。

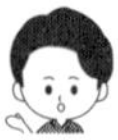

おっしゃるとおりです。それから、フロスを押し込むと歯ぐきを傷つけるので注意が必要ですが、歯と歯ぐきの溝にもフロスを通すことも大切です。次の歯間にフロスを

正しいフロスの使い方

基本的なフロスの使い方

STEP1

歯と歯の間に、
フロスを沿わせる

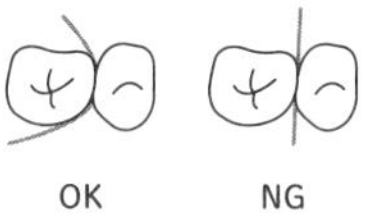

STEP2

ノコギリのように
前後に動かしながら入れる

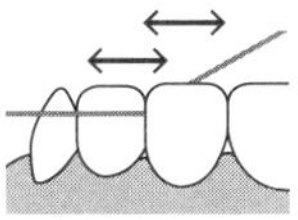

STEP3

歯と歯ぐきの間で、
上下に数回動かす

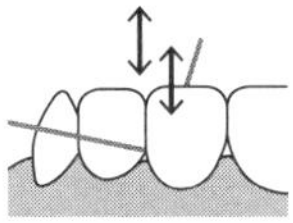

フロスを効果的に使うポイント

ポイント1

フロスは中指に巻くこと

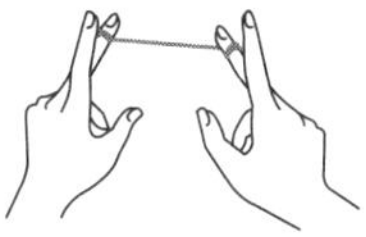

30〜40cmほど、フロスを出します。
右手中指に2回巻き、残りを反対の中指に巻きます。

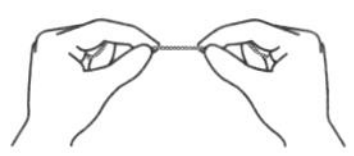

人差し指と親指でフロスをつまみます。
手と手の間隔は、3cmが目安です。

ポイント2　超重要！

歯ぐきの中まで、しっかり入れよう

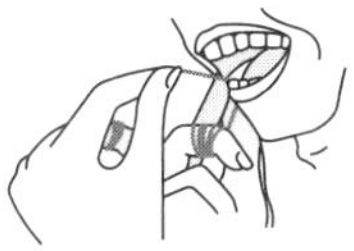

フロスを歯と歯の隙間に入れていきます。

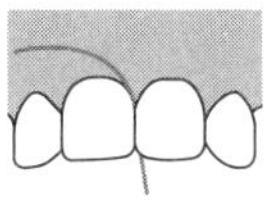

フロスを歯ぐきの中1.2mmまで入れます。
上下にこすりながら、プラークを取り出します。やはり、歯の側面に沿わせるのがポイントです。

ポイント3

常に綺麗な箇所で使おう

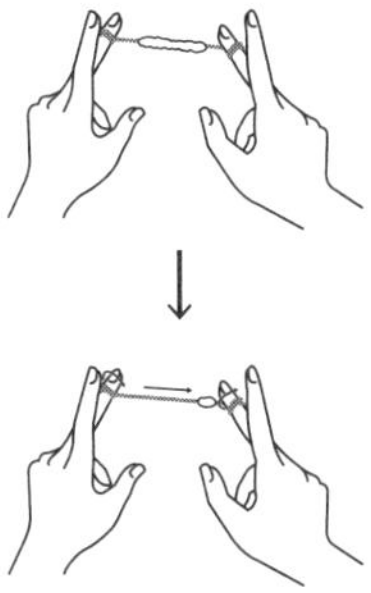

とれたプラークが、他の歯に付かないようにするため、
汚れた箇所は巻き取り、常にキレイな状態で使うようにしましょう。

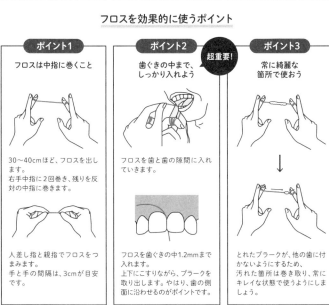

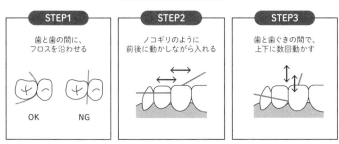

通すときは、使った部分をずらして新しい部分を使うようにしてくださいね。

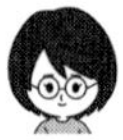

やってみるとフロスを通したり、細かく動かしたりするのが難しいですね。とくに奥歯はやりづらいです。

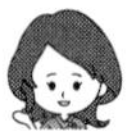

そうですよね。はじめて使う人は歯科医院で、実際にやりながら、教えてもらうのがいちばんわかりやすく、コツがつかみやすいと思います。そうでなければ、ユーチューブに、歯科医や歯科衛生士がデンタルフロスの使い方を説明した動画が上がっているので、それを参考にしてもよいでしょう。

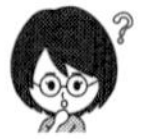

どうしてもうまくできないなら、持ち手がついた糸ようじを使ってもいいですか？

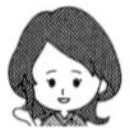

そうですね。ホルダータイプなら初心者でも使いやすいでしょう。一方で、歯間に通したとき、両側の歯のカーブにぴったりと添わせるのが難しいので、糸巻きタイプよりプラークを取り除く効果は落ちます。ただ、糸巻きタイプが使えないならば、ホルダータイプでもいいので、まずは歯間を掃除する習慣をつけることが大切です。

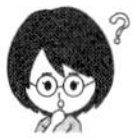

歯ブラシとフロスの順番なんですが、どちらを先にやったほうがいいんですか？

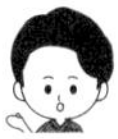

それは人によりますね。フロスに時間がかかってしまうという人は、先にフロスを使って歯間の掃除をすませてから、歯ブラシをするとよいと思います。面倒なほうをあと回しにすると、適当にすませてしまうリスクがあるので。

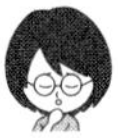

なるほど。私も慣れないうちはフロスからやったほうがいいかもしれませんね。

そうですね。それから歯磨きとデンタルフロスを一度に行うと時間がかかりすぎる人などは、歯磨きとデンタルフロスを分けて行ってもＯＫですよ。たとえば、夜寝る前には歯ブラシで歯を磨いて、朝はデンタルフロスで歯間を磨くといった具合です。

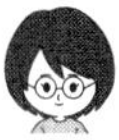

それでもいいんですね！

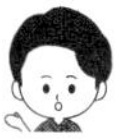

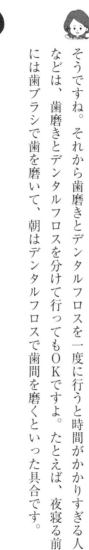

はい。**「1日1回、すみずみまでていねいに磨く」を習慣にすることが大切**なので、自分が続けられるやり方をみつけて、実践していってほしいと思います。

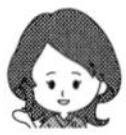

私たちのクリニックでは、一人ひとりに合ったやり方を、階段を上るように一つひとつていねいにお伝えしていて、どなたでもプラークスコア20%以下を達成しています。

おすすめの歯磨き粉は、なんですか？

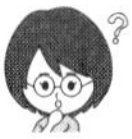

そういえば、歯磨きをするときは、歯ブラシ以外にも歯磨き粉が必要ですよね？　おすすめの歯磨き粉はありますか？

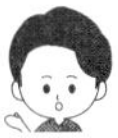

たしかに歯を磨くときには、たいてい歯磨き粉をつかいますよね。その選び方を考える前に、まず、歯磨き粉の役割についておさらいしておきましょう。歯磨き粉にはどんな効果があるかわかりますか？

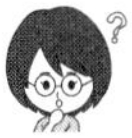

やっぱり、プラークを落とす効果ですか？

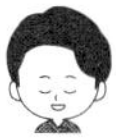

そう思いますよね？　歯磨きのいちばんの目的はプラークを落とすためですから。ところが、**いくつかの研究では、歯磨き粉を使っても使わなくても、プラーク除去効果は変わらないという結果が出ている**んです。実は、歯磨き粉にはプラークを分解した

り、溶かしたりする効果はないんですよ。

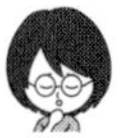
歯磨き粉はプラークには効かないんですね……。いい歯磨き粉を使えば、少しは楽にプラークが落とせるんじゃないかと思ってました。

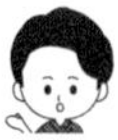
やはり、プラークはブラシなどで直接こすらなければ落とせないんです。

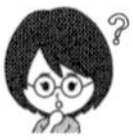
じゃあ、歯磨き粉は必要ないってことですか？

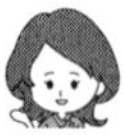
プラークを除去するという目的だけを考えれば、必要ないかもしれません。反対に、歯磨き粉の泡に爽快感を覚えて、それだけでお口のなかがきれいになったような気になってしまうというリスクもあります。

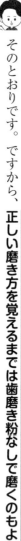

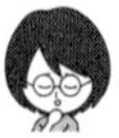
十分に磨けていないうちに、歯磨きをやめてしまうことがあるということですね。

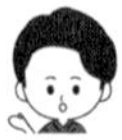
そのとおりです。ですから、**正しい磨き方を覚えるまでは歯磨き粉なしで磨くのもよ**

いと思います。

じゃ、フッ素配合の歯磨き粉は？　むし歯予防に効果があると思っていたのですが。

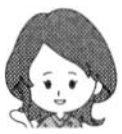

たしかに「フッ素」は、歯の質を強化する効果があると言われています。エナメル質表層にフッ素が取り込まれると、エナメル質の成分であるハイドロキシアパタイトが、より酸に強いフルオロアパタイトになるためです。でも、それは正しいブラッシングありきの効果です。佐藤さんはメイクをしたまま、美容液をつけますか？

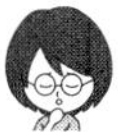

つけません。メイクを落としてからじゃないと……。

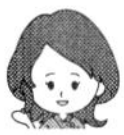

そうですよね。まず、メイクを落としてからでないと、せっかくの美容液の成分も浸透しません。歯磨き粉の成分も同じです。プラークがついた状態でフッ素を与えても、歯に届くでしょうか。

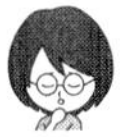

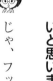

たしかに、せっかくの成分も無駄になってしまいますよね。

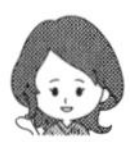

おっしゃるとおりです。これは歯周病ケアの歯磨き粉も同じで、プラーク自体をやっつける効果はあまり期待できません。期待できるのは、おもに歯ぐきの炎症を抑える効果ですが、これも歯ブラシでプラークを落としたうえでの効果と考えてください。

わかりました。じゃあ、歯磨き粉を使う場合、何でもいいってことですか？

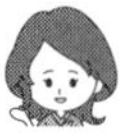

ていねいなブラッシングとともに使用するなら、歯磨き粉にはよい商品もたくさんあります。むし歯や歯周病、口臭の予防、知覚過敏の改善、着色汚れを落とす効果など、自分の悩みに合った歯磨き粉を選ぶとよいでしょう。歯科医がすすめるものを使ってみるのもよいと思いますよ。

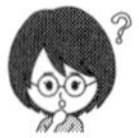

じゃあ、マウスウォッシュはどうですか？　きっと、プラークには効果がないってことですよね。

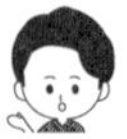

はい。マウスウォッシュは、一般的に「洗口液」と言われるもので、なかには殺菌効果をうたっているものもありますが、ネバネバの膜で包まれたプラークには有効成分

が浸透しにくいため、効果は少ないでしょう。プラークになる前の、まだバラバラな状態の細菌には効果があったりするので、ていねいに歯磨きをしたうえで使えば、口臭を予防したり、多少プラークができるのを遅らせたりする効果はあります。

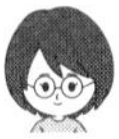

これも適切な歯磨きができたうえでのプラスアルファの効果ということですね。

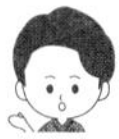

そうですね。それからもうひとつ、洗口液と似たものに液体歯磨き（デンタルリンス）というものがあるのをご存じですか？　どちらも口のなかをすすいで使うものですが、使い方が違うんですよ。

あっ。液体のオーラルケア用品はすべてマウスウォッシュだと思ってました。

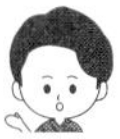

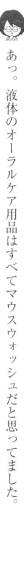

洗口液は歯磨きをしたあとに使うものですが、液体歯磨きはその名の通り、歯磨き剤の一種で、これで口をすすいだあと、歯ブラシでブラッシングすることが必要です。商品の表示で「洗口液」「液体歯磨き」のどちらなのかを確認してから使ってくださいね。

自分の食事パターンを見直そう

歯磨きのほかに、むし歯や歯周病を予防するためにできることはありますか？

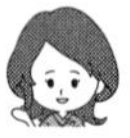

はい、あります。それが**食習慣の改善**です。むし歯のリスク要因のひとつに「糖質」がありましたよね。口のなかの細菌のエサとなる糖質がなるべく口のなかにとどまらないように、歯磨きとともに、ぜひ食べ方を見直してほしいです。それが歯周病予防にもつながります。

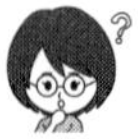

具体的にどんなことに気をつければいいですか？　やっぱり甘いものを食べすぎないとか？

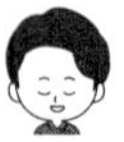

そうですね。チョコレートやケーキといった甘いものや炭水化物など糖質の多い食べものは、細菌のエサになりますからね。加えて、糖質はお口のなかを中性から酸性に

するのも問題です。酸性になると、歯が溶けやすくなると同時に、細菌が繁殖しやすくなるんです。

甘いものは我慢したほうがよいのでしょうか？　少しだけでもダメですか？

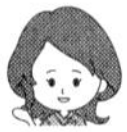

安心してください、甘いものを食べたらダメというわけではありません。**問題なのは糖質の多い食べ物を食べたあと、その食べかすが口のなかに長くとどまることです。**お口のなかに食べかすが残っている時間が長ければ長いほど、速くプラークができてしまいます。

食事をしたら、すぐに歯を磨けば大丈夫ですか？

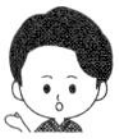

そうですね。どうしても歯を磨けない場合は、うがいだけでも習慣にして、できるだけ食べかすを残さないようにするとよいでしょう。うがいでプラークを落とすことはできませんが、食べかすはある程度取り除くことができます。

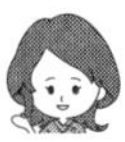

とくに食べかすが残りやすい食べ物は要注意です。たとえば、ポテトチップスやせんべい、ビスケット、カステラなどです。細かいかけらが歯と歯の間や歯の溝に詰まりやすく、長時間口のなかにとどまりやすいからです。

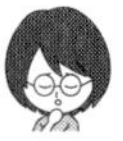

ポテトチップやおせんべいなどの甘くない食べ物も注意しなくちゃいけないんですね。

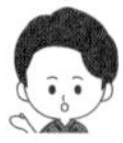

ええ、そうです。前にお話し（53ページ参照）したように、それらに含まれるでんぷんもプラークのエサになってしまいます。それから「だらだら食べ」もむし歯や歯周病のリスクを高めます。口のなかが酸性になっても、通常は唾液の働きで20分～1時間で中性に戻りますが、長い時間、継続的に食べ物を口にしていると、口のなかが中性に戻る間がなく、酸性のままになってしまうんです。

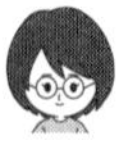

お菓子を食べながらスマホをいじっていると、いつの間にか1～2時間たっていることもあるので、気をつけなくちゃいけないですね。

おっしゃる通りですね。自分ではだらだら食べている意識がなくても、仕事中に飴やガムを食べたり、コーラやポカリスエットなどの甘い飲みものや砂糖入りのカフェオレなどをちょこちょこ飲んだりする人もいますよね。これもダラダラ食べているのと同じことですから注意してほしいです。

わかりました。飲み物は水やお茶など、なるべく甘くないものにします。

甘くない炭酸水も口のなかを酸性にしやすいのでご注意を。

そうなんですね！　気をつけます。

食事の内容や食べ方を改善するには、まず、自分の食習慣を振り返ることから始めるとよいですよ。私たちのクリニックでは、**いつ、どんなものを食べたか、食事の記録をとってもらっています（111ページ図参照）。**

そこではどんな点をチェックしたり、アドバイスしたりするのですか？

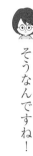

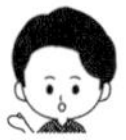

たとえば、さきほど言ったように「間食のあとにはうがいをする習慣をつけましょう」だったり、だらだら食べがあれば「食事と食事の間隔をあけましょう」といったアドバイスをします。それから、夜勤のあるようなお仕事の人は、どうしても夜、眠気覚ましの意味もあってお菓子をつまむことが多いので、そういう場合はお口に残りにくいものに代えましょうか、というお話をすることもありますね。

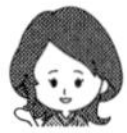

食事のパターンを文字にして目に見える形にすると、自分の食べ方のクセや改善点に気づきやすくなります。佐藤さんもぜひやってみてください。

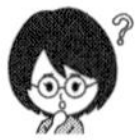

何日くらい記録するとよいですか？

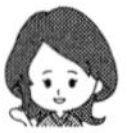

だいたい3日くらい記録してみるとよいですよ。

食事記録の一例

記録日　○年 △月 △日～○年 △月 △日

例		1日目		2日目		3日目	
時間	メニュー	時間	メニュー	時間	メニュー	時間	メニュー
6:30	ご飯 みそ汁 お惣菜てんぷら お茶	7:00 (15分)	トースト（2枚） スライスチーズ （1枚） ヨーグルト(加糖) バナナ（1本） お茶	7:00 (15分)	トースト（2枚） スライスチーズ （1枚） コロッケ（１個） ヨーグルト(加糖) バナナ（1本） お茶	7:00 (15分)	黒糖蒸しパン 牛乳 鳥肉ソテー お茶
12:00	カレーライス 野菜サラダ コーヒー （砂糖、ミルク）	10:00 ～ 11:00	お茶（２杯）	9:00 ～ 12:00	お茶（３杯）	10:00 ～ 12:00	お茶（３杯）
4:00	ポテトチップ ポカリスエット	13:30 (20分)	ハンバーガー （１個） チキンナゲット （４つ） コーヒー（無糖）	12:30 (20分)	ピザ（２片） おにぎり（１個） とうもろこし （1/4個） コーヒー（無糖）	13:00 (20分)	スパゲッティ ナポリタン チーズサラダ お茶
7:00	ご飯 焼き魚 野菜イタメ 果物（リンゴ）	15:00 (5分)	お茶 ケーキ（１個）	13:00 ～ 18:00	お茶（３杯）	15:00	あんみつ お茶
9:00	アイスクリーム	19:30 (35分)	ご飯 みそ汁 さばみそ煮 シュウマイ キュウリのサラダ 卵焼き	19:30 (35分)	ご飯 みそ汁 鳥肉ソテー 野菜サラダ 納豆	19:30 (35分)	ご飯 みそ汁 肉どうふ 野菜サラダ かぼちゃ

・朝・夜ごはんのあとに歯ブラシとフロスをする
・昼はうがいのみ

プラーク以外に、お口のトラブルを引き起こすもの

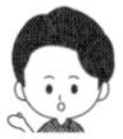

プラーク以外にもうひとつ、お口のトラブルの原因になることがあります。それはなにかというと**「力（ちから）」**です。

力って、どういうことですか？

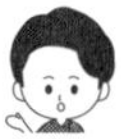

上下の歯が長い時間、接触していると、余計な力がかかって歯が欠けたり、失ったりする原因になるんです。たとえば、歯ぎしりなんかがそうですね。

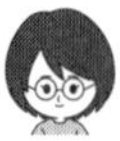

それなら私は大丈夫です。家族から歯ぎしりを指摘されたことはないですから。

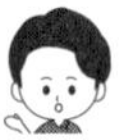

それが、周りの人も歯ぎしりに気づかないことがあるんです。**実は、歯ぎしりをする人の半分以上は音がしない**と言われています。

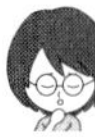
そうなんですか？　じゃあ、私も歯ぎしりをしている可能性があるということですね。寝ている間のことだから、わからないですし。

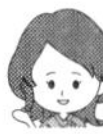
可能性はあると思います。それから、起きているときでも、歯を食いしばってしまう人がいるんですよ。

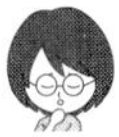
自分では自覚がないんですけど……。

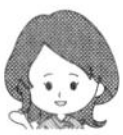
佐藤さんに当てはまるかどうかわかりませんが、無意識のクセなので、自覚していない人も多くいます。クセって案外、自分では気がつきませんよね。

たしかにそうですね。でも、ぎゅーっと歯を食いしばるクセがあったら、あごが疲れそうだし、さすがに気づきますよね？

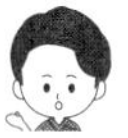
おっしゃるとおり、食いしばるクセがある人のなかには、仕事のあと、あごがつかれた感じがする、一時的に歯が痛むという人もいます。思い当たる症状があるなら、要

注意です。ただ、ぐっと力を込めていなくても、長時間、歯と歯が触れているだけで歯の負担になるんですよ。

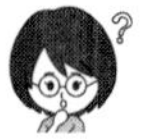

ん？　口を閉じているときって、歯と歯はくっついていないんでしたっけ？

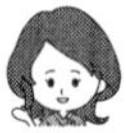

そうなんですよ。**ふつう、人が口を閉じているとき、上の歯と下の歯の間には1〜2㎜のすき間があるんです。**人の歯がくっついているのは、食事中や会話中で、**1日合計しても20分以内と言われています。**

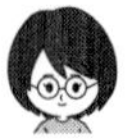

食事や会話のとき以外に歯と歯がくっついているのはふつうじゃないんですね。

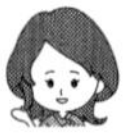

そうなんです。歯ぎしりや食いしばりも含めて、上下の歯を持続的に接触させるクセのことをＴＣＨ（Tooth Contacting Habit）と言って、直したほうがいいクセなんです。私の体感ですが、ＴＣＨの人が最近、増えていると感じます。

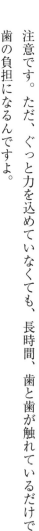

それはなぜでしょう？

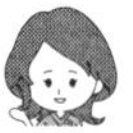

いろいろな理由があると思いますが、昨今の感染症の流行も影響があったと思います。先の見えない世の中に対して、不安になっている方も多いのではないでしょうか。

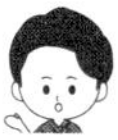

ＴＣＨは、心身が緊張しているとき、ストレスが大きいときに無意識に出やすいんです。なぜなら、歯に力が加わっているほうが集中できる・安心できると感じてしまい、歯と歯をつけてしまうんです。たとえば、仕事中や運転中、考え事をしているときなどです。また、趣味に没頭しているとき、料理をしているとき、スマホやパソコンをいじっているときなど、なにかひとつのことに集中しているときも多いですね。

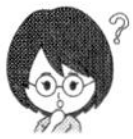

でも、歯と歯を軽くくっつけただけで、なんで、歯が悪くなるんですか？

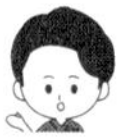

口を動かしていないとき、上下の歯は触れていないのが正常なポジションなので、あごを動かす筋肉はゆるんで、リラックスしています。それが歯と歯をくっつけると、あごを動かす筋肉が緊張して、あごを閉じようという力が加わります。その分、歯や周辺の組織に負担がかかることになるのです。

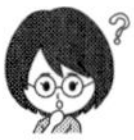

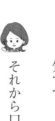

上下の歯をくっつけるクセが続くと、具体的にどんな影響が出ますか？

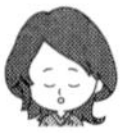

歯が削れたり、欠けたりするだけじゃなく、歯周病を進行させたり、歯ぐきが下がったり、知覚過敏の原因になったりします。また、究極の無意識である睡眠時の歯ぎしりの原因のひとつにもなります。それから、歯や歯ぐきだけでなく、全身にも影響が出るんですよ。

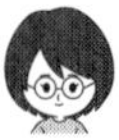

そうなんですか!?

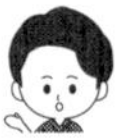

たとえば、あごの筋肉や骨に負担がかかって顎関節症の原因になることがあります。顎関節症は口を開け閉めしづらくなって、顎がカクカクしたり、痛みが出たりする病気です。

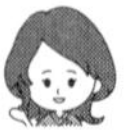

それから口に力が入った状態が続くと、興奮や緊張を高める交感神経の働きが活発になって、リラックスするときに働く副交感神経がうまく働かなくなります。つまり、自律神経が乱れてしまうのです。そのため、頭痛や肩こり、眠りが浅いといった自律

神経失調症の症状が現れることもあります。

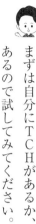

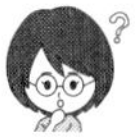

単なるクセと放っておくと、たいへんなことになりますね。歯と歯をくっつけるクセがある人はどうすればいいですか？

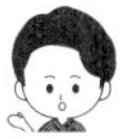

まずは自分にＴＣＨがあるか、自覚することが大切です。簡単にチェックする方法があるので試してみてください。まず、姿勢をまっすぐにして、口を軽く閉じます。その状態で、上下の歯が接触しないようにしてください。口元に違和感がある人はＴＣＨの疑いがあります。佐藤さんはどう感じますか？

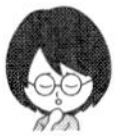

改めてやってみると、ちょっと違和感があるかもしれません。

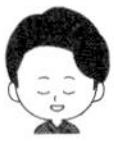

もしかしたら、ＴＣＨのクセがありそうですね。どちらかわからないときは、歯を付けない状態を無意識に1分間続けられるか考えてみてください。もし、難しいと感じたり、違和感があるなら、ＴＣＨである可能性があります。

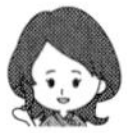

そのほか、見た目の変化で、ＴＣＨの可能性を判断することもできます。

□頬の内側に歯が当たってできた白い線がある
□舌のふちが歯型でガタガタしている
□上顎の真ん中の骨が隆起している（上顎隆起）
□前から4～5番目の下の歯の内側の根本がコブのように盛り上がっている（下顎隆起）

以上のような症状がある人は、要注意です。

私もあてはまりそうです。クセを直す方法はありますか？

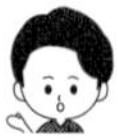

「上下の歯がくっついている」と気づいたときに、その都度、上下の歯を離して、口元の力を抜くことが改善法の基本です。繰り返すうちに、徐々にクセが直ります。

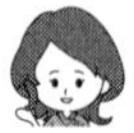

たとえばデスクワーク時にＴＣＨをしてしまう場合は、デスクのまわりなどに、「リ

ラックス」「歯」などと書いた付箋や好きなイラストや写真の絵葉書などを貼っておいて、目に入るたびに「歯と歯を離すこと」を思い出せるようにする工夫をするのもおすすめです。

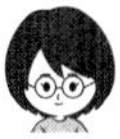

なるほど！　お料理のときにＴＣＨしてしまう場合は、キッチンでそういった工夫をすればいいんですね。でも、夜寝ているときに意識するのは難しいですよね。

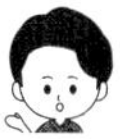

そうですね。ただ、日中、意識して脱力するのを繰り返すと、寝ている間の歯ぎしりも少なくなっていくと思います。

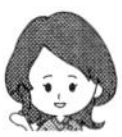

それから、デスクワークなどで運動不足の人は、日中、ウォーキングやストレッチなどで適度に運動することも効果があると思います。全身の筋肉はつながっているので、全身の筋肉がかたく緊張していたら、口元もリラックスできませんし、運動にはストレス解消効果もありますから。

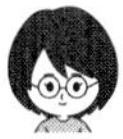

毎日の習慣を見直して、よい習慣をつくっていくことが大切なんですね。

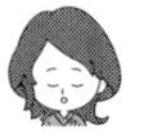

寝ている間の歯ぎしりや食いしばりで、歯やあごに負担がかかるのを減らすために、マウスピースを使うことも選択肢のひとつです。歯科医に相談してみてください。

マウスピースをつくるのはどれくらいの金額がかかりますか？

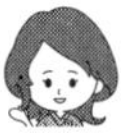

歯ぎしり用のマウスピースは基本的に保険診療ですので、3000〜5000円くらいでできますよ。ただ、あくまでも歯が削れないための補助的な治療なので、さきほど紹介したクセを直す方法をぜひ実践してみてください。

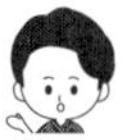

また、噛み合わせのズレが原因で、歯や顎の負担が大きくなってトラブルを起こすこともあります。歯並びや噛み合わせが心配な方も、ぜひ歯科医院で相談してみるとよいでしょう。

コラム

歯で人生が変わった患者さんの声②

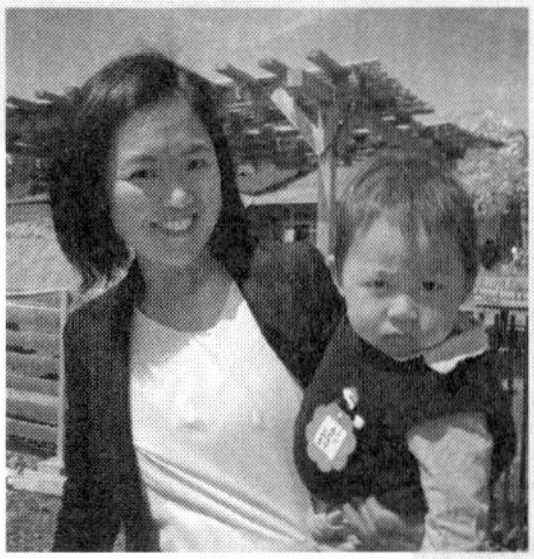

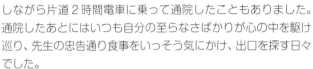

『将来への一番の投資は“健康”と痛感』

長男の虫歯をきっかけに私の歯医者さん探しが始まりました。3歳の息子を抱っこしながら片道2時間電車に乗って通院したこともありました。通院したあとにはいつも自分の至らなさばかりが心の中を駆け巡り、先生の忠告通り食事をいっそう気にかけ、出口を探す日々でした。

そんななか、以前から知っていた高橋ご夫妻が「いろどり歯科」を開業され、泣きつくように相談に行ったところ、これまでの歯医者さんのなかでもっとも丁寧に治療方針をご説明いただきました。「灯台下暗し」とはこのことでした。

息子の治療とともに私も歯の状態を診察してもらい、根管治療を始めました。これまでは定期的に痛みがありましたが、トラブルは一気に減りました。治療が終わると、なんとも言えない感謝と幸せな気持ちに包まれます。

長男は現在小学2年生。今では、次男や両親もいろどり歯科さんにお世話になっています。小学校高学年になる頃には一人で歯を磨けるように、歯磨きを定期的にチェックしていただき、親子で歯磨きの練習をしています。両親は長年、つねに歯医者さんでどこかを治療していると言っても過言ではないほどでしたが、いろどり歯科さんに通い始め、自分の歯の状態を知り、治療方針を相談しながら決められることに安心感があるようです。

将来への投資といえばさまざまな手段がありますが、歯の健康を維持するよい方法を身につけ、心配や不安事のない日々を送ることもまた将来への投資のひとつのように思います。痛みや状態がよくなると忘れてしまいそうになりますが、健康であるありがたさをいつも忘れずにいたいです。そして多くの方が歯の悩みのない生活を送って欲しいと切に願っています。

第3章

治療は痛みがとれればいい、と思っていませんか？

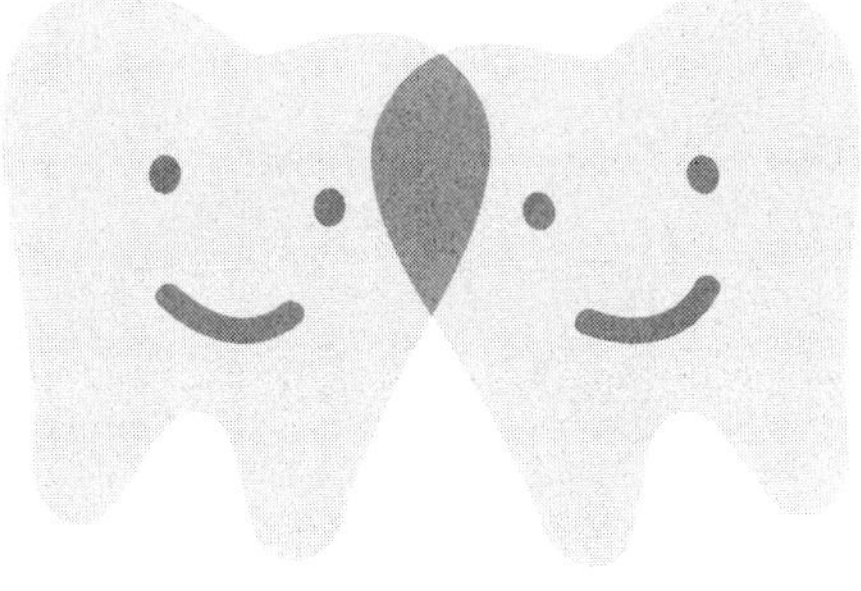

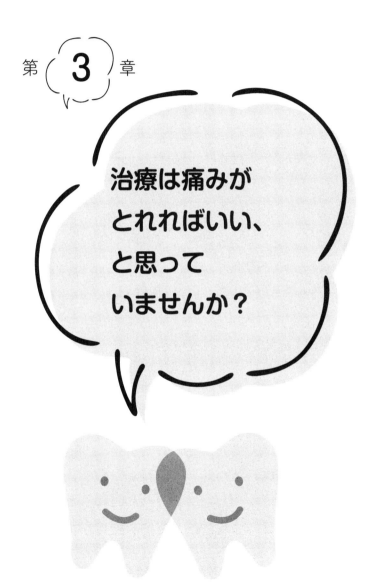

どうしてむし歯治療は、繰り返してしまうの？

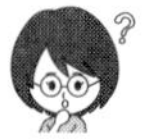

前回お話を聞いてから、歯垢染色剤で歯垢を染めて歯磨きをしてみたんですが、むし歯の治療をしたところにどうしてもプラークが残っちゃうんです。どうしたらいいですか？

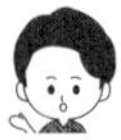

そういう声は患者さんからもよく聞きます。実際むし歯の治療で詰め物や被せ物をすると、そこに段差やすき間ができやすく、そこにプラークが残ってしまいやすいのです。段差が大きいと、フロスがひっかかって切れてしまうということもあります。

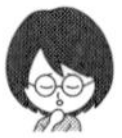

プラークが残りやすいと、せっかく治療してもまたむし歯になってしまいますよね。

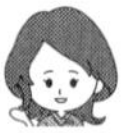

おっしゃるとおりです。残念ながら、むし歯は再発しやすく、治療をしたところの半数以上が、再度むし歯になってしまうと言われています。

そんなに再発が多いんですね。じゃあ、むし歯の再発を防ぐには、治療痕に残ってしまうプラークを歯科医にとってもらうしかないということですか？

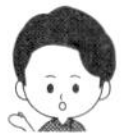

最終的にはそうなる場合もありますが、まずは毎日の歯磨きでプラークが落とせるようにすることから始めましょう。

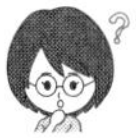

具体的にどんなことをすればいいですか？

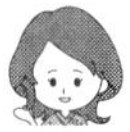

やっぱりいちばん大切なのは、歯磨きの方法を見直して、道具の選び方や使い方を改善することですね。そのうえで、**治療痕をセルフケアしやすいように再治療する**こともあります。

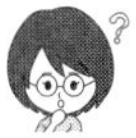

治療って、どんなことをするのですか？

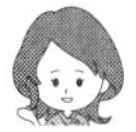

たとえば、段差をなくすために詰め物の詰め直しや研磨をしたり、詰め物や被せ物の材質を劣化しにくく、プラークがつきにくいものに変えたりします。

治療によって、歯磨きでプラークが落としやすいように、お口の環境を改善できるんですね。再発したときだけでなく、最初にむし歯になったときも、同じようにセルフケアしやすいように治療できたらよいですよね。

おっしゃるとおりです。そもそも歯科医の治療は、痛みをとることだけが目的ではありません。症状をなくしたり、機能や見た目を回復したりといったことももちろん重要ですが、再発を予防して、今ある歯を守ることも大きな目的です。

セルフケアできる状態にするのも治療のうちなのですね。むし歯も悪いところを削ったら終わり、痛みがとれたら終わりと思ったらダメですね。

はい。むし歯も、再発防止を念頭に入れた治療を行うことが重要です。そのためには患者さんにも、**治療法を選ぶときなどに、「セルフケアしやすいかどうか」という視点をもってほしい**と思います。

なるほど。詰め物や被せ物の素材を選ぶときなど、どうしても「いくらかかるか」

「見た目はきれいか」を気にしてしまいますが、お手入れのしやすさも大事な判断材料なんですね。

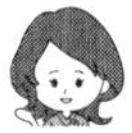

もちろん、費用や見た目も大切です。それプラス、セルフケアのしやすさも考慮に入れて治療をしておくと、大事な歯を守るとともに、将来の医療費を抑えられる場合もあることを知っておいてほしいですね。

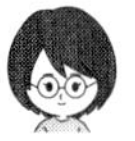

たしかに、80歳になるまで歯を守るには長期的なスパンで治療を考えることも必要ですね。それにしても、子どもの頃から何回も通っているのに、歯の治療について知らないことが多いことに気づきました。ぜひ、いろいろ教えてください！

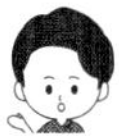

わかりました。歯科治療について患者さんが疑問に思うところや、ぜひ知っておいてほしいことについてお話しさせていただきますね。

歯周病は治らないって聞いたけど本当ですか？

歯周病ってなかなか治らなくて歯がぐらついたり、抜けてしまったりするって聞いたことがあるんですが、よくなるものなんでしょうか？

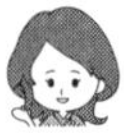

難治性の歯周炎など、治りが悪い歯周病もたしかにあります。しかし、適切に対処していけば、多くの歯周病は治癒を目指せる病気です。前回、歯周病の原因はプラークのなかの歯周病菌だというお話をしました。では佐藤さん、歯周病の治療には何が必要だと思いますか？

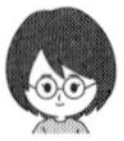

プラークが原因だというのなら、第2章でお聞きした歯磨きでプラークスコアを20％まで改善できればよさそうですね。

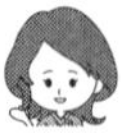

もちろん、適切なセルフケアができるようになることは絶対に必要です。ただし、そ

れだけでは歯周病は改善しないんです。

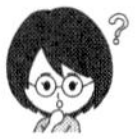

プラークが原因なのに、ほかに何が必要なんですか？

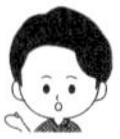

実は歯周ポケットのなかでは、歯根の表面に歯石が付いてしまっています。この歯石は、ちょうど溶岩のようにザラザラデコボコしているので、表面にプラークが付きやすく、落としにくくなってしまっているのです。なので、プラークの温床になってしまっている歯石を取り除かないと、歯周病は治癒しません。

そういえば、歯石取りをしてもらったことあります。これは歯周病の治療だったということですか？

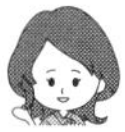

歯周病か、その前の段階の歯肉炎の治療だと思います。プラークと違って歯石は、セルフケアでは取れません。歯石は歯科医院で専門の道具で取っていきます。**歯周病が治癒するためには、適切なセルフケアと、プラークの温床になっている歯石を取り除くこと、この2つが必要なんです。**どちらか一方ではよくなりません。

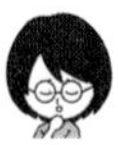

歯科医院で歯石をとってもらうだけじゃ治らないんですね。これまでなかなか歯周病が改善しなかったのは、セルフケアがうまくできてなくて、受け身の治療しかしてこなかったからかもしれませんね。

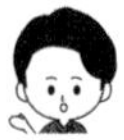

セルフケアと治療の両輪で、歯周ポケットのなかにあるプラークや歯石をきちんと取り除ければ、歯ぐきの炎症がおさまって引き締まるんです。結果、歯周ポケットが浅くなって、歯ブラシやフロスを使って自分で更にプラークが落とせるようになります。

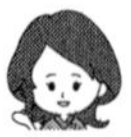

具体的に歯周病の治療では、適切なセルフケアができるようになることと並行して、機械を使って全体的な歯石を取っていきます。一通り処置が終わったら、再度、検査を行って歯周ポケットの深さなどをチェックします。そうやって治療の効果と治り具合を確認するんです。そして、取り切れない歯石があった場合には、より深いところの歯石や炎症性の組織を麻酔をしたうえで取り除いていきます。

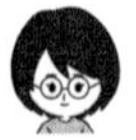

治療の効果が確認されるまで、治療を続けることが大切ということですね。

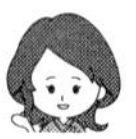

そのとおりです！　「歯ぐきからの出血がなくなったから」「ひと通り歯のクリーニングが終わったから」といって途中で治療をやめてしまったら、歯周病が進行してしまうでしょう。セルフケアも歯科医院に行くときだけキチンとやっていたのでは、歯周病はよくならないと思います。歯周病の治療中も治療後も継続が大切なんです。

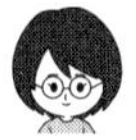

セルフケアは予防だけではなくて、歯周病が治るためにも必要だったなんて。本当にセルフケアって大事なんですね。

歯周病を治療すると、どうなる？

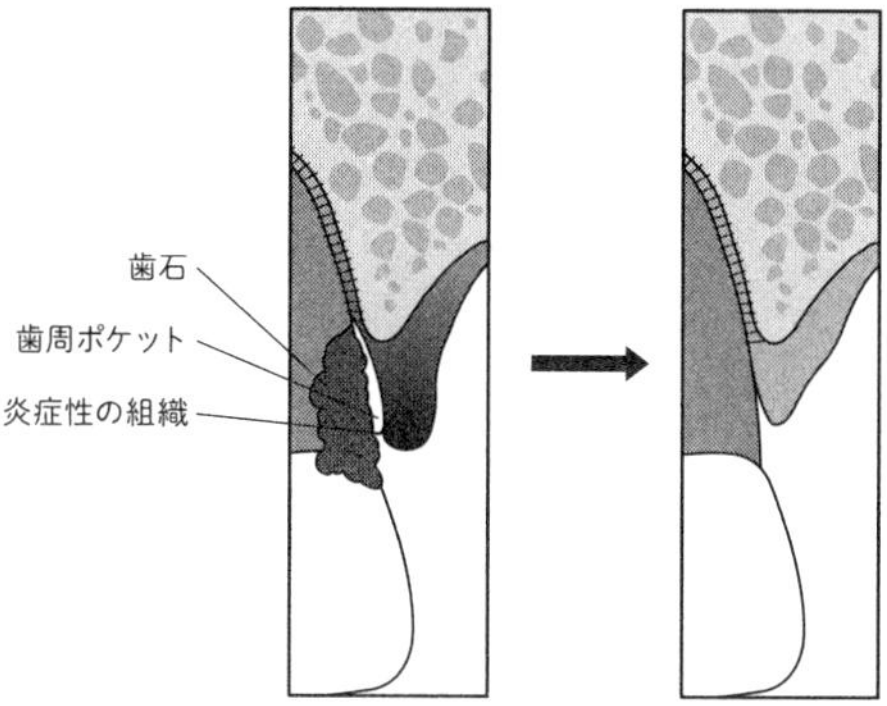

歯周炎の治癒

心臓の手術と同じように、歯にも検査が必要

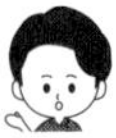

歯科の治療について、まず知っておいてほしいのが**検査の重要性**です。

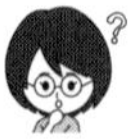

体のなかを調べるときには、血液検査をしたり、レントゲンをとったりしますが、むし歯や歯周病は見ればわかりますよね？　実際、学校の歯科検診などでは、歯医者さんが口のなかをみて、むし歯があるか確認していました。

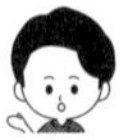

そうですね。おっしゃるとおり、歯の色が黒っぽく変わっていたり、穴があいていたりして、目で見てわかるむし歯もあります。ただ、視覚だけだと、小さいむし歯や歯と歯の間にあるむし歯などは見つけづらく、見落としてしまうリスクが高いんです。

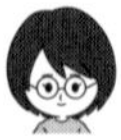

目で見ただけではわからない、むし歯もあるんですね。

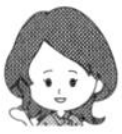

はい。それに加えて、表面から見ただけでは、むし歯も、歯周病も病気がどのくらい進行しているのか、判断できませんよね？　歯の表面の穴は小さくても、歯のなかは大きな穴ができている場合もあります。目で見えない部分を確認しなければ、病気の進行度はわからないんです。

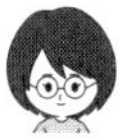

歯のなかとか見えないところを確認するために、検査が必要なんですね。

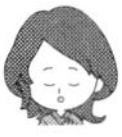

そうなんです。病状がわからなければ正確な診断・治療ができません。**心臓が悪いという患者に対して、検査もせずに心臓手術はしませんよね？**

はい。検査もせずにむし歯を削るのは、検査もせずに心臓手術をするようなものなんですね。では、歯科医院では、どんな検査をするのですか？

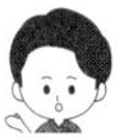

まず必ず行うのがレントゲン検査です。レントゲンでは、歯のなかでむし歯がどのくらい広がっているか、歯周病で骨がどのくらい溶けているかなどがわかります。

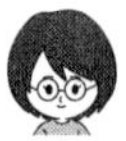

たしかに、歯科医院で、歯全体が写っているレントゲンをとったことがありました。レントゲン検査にはそういう意味があったのですね。

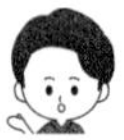

そうなんです。レントゲン検査では口全体だけでなく、口のなかを10～14に分割して撮影します。部分部分で撮影したレントゲンのほうが、細部が鮮明にうつるので、小さなむし歯や歯の根っこの膿なども見逃さずに確認できるんです。

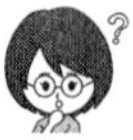

そうなんですね。ほかにはどんな検査をしますか？

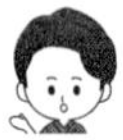

歯周病の検査としては、専用の細い針状の器具を使って歯周ポケットの深さや出血があるか、歯がぐらついていないかも調べます。これも病気の進行度を調べるために必要な検査ですね。

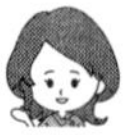

それから口のなかの写真撮影も大切な検査のひとつです。治療のビフォー・アフターを写真として記録しておくと、治療やセルフケアによって歯や歯ぐきがどう変化したのかが一目瞭然で、患者さんも治療効果を実感しやすいです。

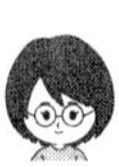

よくなっているのがわかると、正しい歯磨きを続けようという気持ちになりますね。

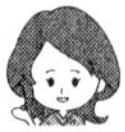

モチベーションアップ効果がありますよね。それから治療前の状態を把握しておくことで、お口の変化にも気づきやすくなり、むし歯や歯周病の再発や悪化を見落とさずにすむというメリットもあります。

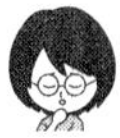

治療だけでなく、セルフケアのためにも検査が重要なんですね。

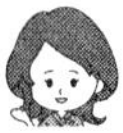

おっしゃるとおりです。歯磨きの仕方のときにお教えした「プラークスコア」を調べる検査も、歯周病やむし歯のリスクを知るためや、適切なセルフケアをするために必要な検査です。

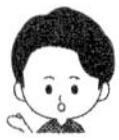

ここであげた検査以外にも、模型をつくって歯並びや噛み合わせを調べる検査、あごの動きやズレを調べる検査、唾液検査など、さまざまな検査があります。**患者さんそれぞれに必要な検査をすることで、その人に合った治療や予防ができる**んです。

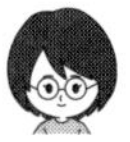

とにかく早く治療してほしいと思いがちですが、検査をする目的がわかると、時間をかけてでもきちんと検査をすることの意味がよくわかりました。

もし、希望する心臓ペースメーカーを選べないとしたら……

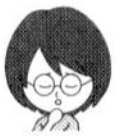

歯科治療でいつも迷うのが、保険診療と保険がきかない診療のことです。歯医者さんから「保険外の自費診療にしたほうがいい」と強くすすめられるのではとビクビクしてしまうのですが……。

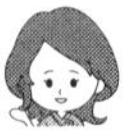

たしかに、保険外の自費診療について説明をすると、「自分たちの儲けのために、自費診療をすすめようとしているのでは？」と感じてしまう方もいるかもしれません。ただ本来、歯科医が保険外の治療法について話をするのは、保険外の治療をすすめるためではないんですよ。

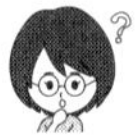

何のためなんですか？

患者さんが自分にとって最善の治療法を選ぶためです。想像してみてください。もし、心臓ペースメーカーが必要になって手術をするとき、何の説明もなく、「いちばん安いのを入れておいたからね」と言われたら、どうですか？

ショックですし、なんで「勝手に」って怒ると思います。

そうですよね。もし、ペースメーカーに種類があるのなら、それぞれの特徴を知ったうえで納得したものを選びたいはずです。一度、手術してしまったら簡単には取り替えられないですし。歯科の治療も同じだと思います。歯科医が保険外治療についても説明するのは、患者さんには知る権利、選ぶ権利があるからなんです。

お金儲けのためというわけではないんですね。たしかに、保険診療のほうが安いからといって、勝手に銀歯を入れられたらショックですよね。

実は私自身、勤務医をしているときにこんな失敗をしたことがあります。むし歯の治療で被せ物が必要だったときです。その患者さんは働き始めたばかりの若い方で、自費診療にすると１００万円以上かかるケースだったため、こちらからは自費診療をすすめなかったんです。すると、患者さんのほうから、「よい被せ物はないんですか？」と聞かれて……。費用も含めて「こんな被せ物もありますが」と説明すると、その患者さんは、即、自費治療を選ばれました。このとき、患者さんのほうから「ほかに……」と聞いてもらえていなかったら、患者さんの意に沿わない治療をしていたことになります。そう考えると恐ろしいですし、本来なら私のほうから選択肢を示して、患者さんに選んでもらうべきだったと反省しました。

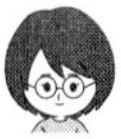

患者の立場からすると、治療についてわからないことがあったら、積極的に質問することも大切だなと思います。

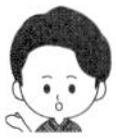

ちょっとでも疑問があったら、遠慮せずに質問してもらえると、歯科医としてもありがたいです。たとえば、被せ物や詰め物をつくるときなど型取りが必要な治療は、保険診療と自費診療が選べるタイミングなので、歯科医の説明で納得できないところがあれば、放っておかずにぜひ質問してほしいですね。

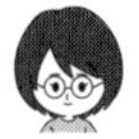

それが患者の権利ということですね。

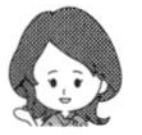

はい。**患者さんには知る権利、それに選ぶ権利もあります。**ですから歯科医が説明したからといって、自費治療を選ばなくちゃいけないということもありません。どの治療にもメリット・デメリットがありますから、それを知ったうえで、患者さん自身が納得のいく治療法を選んでほしいです。

自分に合った詰め物・被せ物を選べますか？

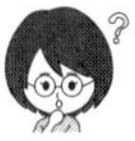

保険診療と保険外診療で迷うことが多いのが、詰め物や被せ物なんですが、どうやって選べばよいですか？

先程もお伝えしましたが、どんな治療法にもメリットとデメリットの両方があります。むし歯で歯を削ったときに使う詰め物や被せ物の素材にもいくつか種類がありますが、まずはよい面も、悪い面もそれぞれの特徴を知ることが大切ですね。

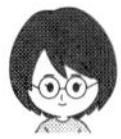

メリット・デメリットの両面を知ったうえで、比較して選べばよいのですね。ではさっそくですが、具体的に教えてほしいです！

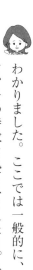

わかりました。ここでは一般的に、詰め物や被せ物によく使われる３つの素材について、その特徴を見てみましょう。その３つが**「銀（銀パラジウム金合金）」「金」「セ**

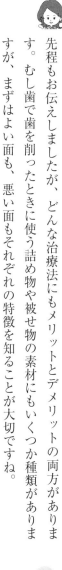

ラミック」です。まず、銀のメリットはというと、保険適用なので費用が安くすむということです。

じゃあ、デメリットはなんですか？

まず問題となるのは、金属アレルギーを引き起こす可能性があることですね。歯科治療に使われる銀は、銀だけでなく、金や銅、パラジウムといった金属も配合されていて、時間が立つと金属が溶け出して、それがアレルゲンとなり、アレルギー反応を起こす場合があります。

金属アレルギーということですか？　口のなかがかゆくなったりするんでしょうか？

口内炎や舌炎などが頻繁にできたり、口の周りや顔に湿疹ができたりすることがあるだけでなく、体に湿疹が出ることもあって、症状は人それぞれです。

全身に影響を与える可能性があるんですね。

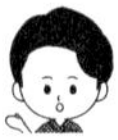

そうなんです。銀を使うとすべての人にアレルギー症状が出るわけではありませんが、その可能性があるということです。また、体のなかに入ってしまった金属は排泄されにくく、体に対して負担になってしまいます。

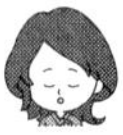

それから、金やセラミックにくらべると型との誤差が出やすく、段差やすき間が発生するケースが多くなります。その分プラークがつきやすく、落としにくいという面もあるので注意が必要ですね。

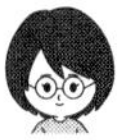

お手入れがしにくくて、むし歯のリスクが高まるというわけですね。

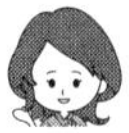

そのとおりです。そのほかに、金属で強度がある分、歯への負担がかかったり、見た目が気になったりするというデメリットもありますね。

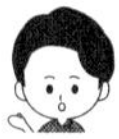

もうひとつ、参考にしてほしいのが世界の動向です。実は世界的にみると、体への悪影響が原因で、銀の詰め物や被せ物の使用を中止している国、縮小している国が増えているんです。たとえば、スウェーデンやドイツでは、妊婦や小児などには使用が禁

止されているんです。

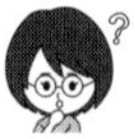
そういう話を聞くと、心配になりますね。今ある銀の詰め物や銀歯を別の素材に変えることってできるんですか？

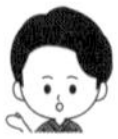
はい。可能です。気になる場合は歯科医に相談してみてください。

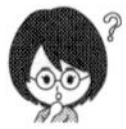
わかりました。では金はどうですか？

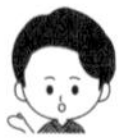
金は保険適用外で、銀よりは費用がかかりますが、銀と比べると型通り加工しやすいので、段差やすき間ができにくく、プラークが落としやすいというのが特長ですね。

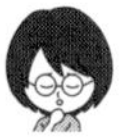
セルフケアしやすいってことですね。金歯にはそんなメリットがあったんだ。

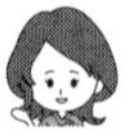
そうなんです。一方で、銀よりも少ないですが、金が原因で金属アレルギーになる方もいますし、口のなかで目立つので、見た目の問題もあります。

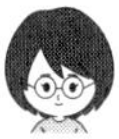

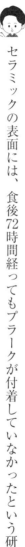

たしかに、金歯って目立つ。では、セラミックについて教えてください。

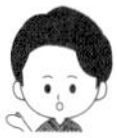

はい。セラミックのメリットのひとつは、プラークがつきにくいところです。金と同じくらい段差やすき間ができにくく、さらにセラミックの表面は、細菌が繁殖しにくいんです。

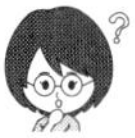

むし歯菌や歯周病菌が繁殖しにくい？

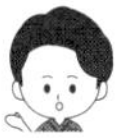

セラミックの表面には、食後72時間経ってもプラークが付着していなかったという研究データもあります。昔の人は清潔を保ちやすいことを経験的に知っていて、セラミック（陶器）を食器に使っていたのかもしれません。

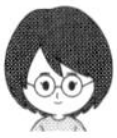

プラークコントロールしやすいのは本当にありがたいですよね。もう、むし歯になりたくないですから。あと、見た目がきれいなのもメリットですよね。

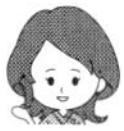

そうですね。セラミックなら天然の歯と見分けがつかないくらいにきれいに加工でき

ますし、変色もしません。それから、金属を使っていないので体にとって安心安全というのもメリットでしょう。

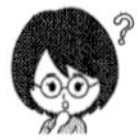

じゃあ、セラミックのデメリットはなんですか？

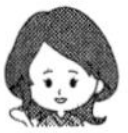

まずは、保険適用外で費用が高くなる点ですね。それから、金属にくらべると強度がやや弱いので、石など硬いものを誤って噛んでしまったり、硬いものにぶつかったりしたときや、噛み合わせや歯ぎしり・食いしばりのクセなどによって、割れたり、欠けたりすることもあります。ただし、噛み合わせの調整やマウスピースの使用などによって、ある程度予防することができます。

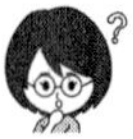

セラミックと金はどちらも保険外診療なんですね。でも特徴をくらべるとセラミックのほうが、メリットが多いと思うのですが、それでも金を選ぶ人もいるのですか？

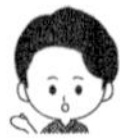

もちろん、いらっしゃいます。同じ自費診療でも、セラミックより金のほうが費用が安く、丈夫なので、たとえば上の奥歯などの目立たない部分の治療に金を選ぶ人もい

ますよ。

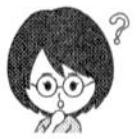

なるほど、そうなんですね。前歯などの目立つ部分に金や銀を使いたくないなら、セラミックしかないということですか?

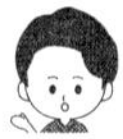

前歯の場合は、レジン前装冠《ぜんそうかん》というものを保険診療で選べます。「コンポジットレジン」というプラスチックに細かいセラミックを混ぜた素材を銀の表面に張り付けたものです。白くはなりますが、色味は数種類から選ぶことになり、オーダーメイドでご自身の天然の歯に似せたり、透明感を出したりはできません。また、時間がたつと水分を吸収して変色してきます。内側は銀のため、先ほどお話しした銀のデメリット（お手入れのしにくさや体への悪影響）があります。

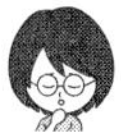

白くなっても、大きなデメリットもあるってことですね。

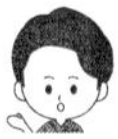

この「コンポジットレジン」はペースト状のものを直接歯に詰めて光を当てて固めるものがあり、「光重合《ひかりじゅうごう》コンポジットレジン充填《じゅうてん》」といいます。アレルギーの心配が少

ない半面、変色しやすく、強度が弱くて大きな力がかかるところには使いにくいという欠点があります。

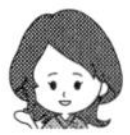

ちなみに、「ハイブリッドセラミック」というものがありますが、これもセラミックとプラスチックを混ぜた素材です。コンポジットレジンとくらべて多少、セラミックの量が多いのですが、性能に大きな違いはありません。

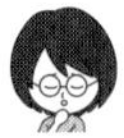

コンポジットレジンとハイブリッドセラミックは同じようなものなのですね。名前に「セラミック」がついているから、セラミックと同じような特徴があると勘違いする人が多そうですね。

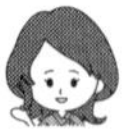

おっしゃるとおり、そういう患者さんも多くいます。ハイブリッドセラミックはセラミックと違い強度が弱いため壊れすく、変色もしやすいのです。なにより、セラミックほどの精度がないため、段差やすき間ができやすく、お手入れしにくくなる場合がよく見られます。セラミックと違い、表面にプラークが付きにくいといったこともありません。

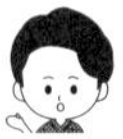

ハイブリッドセラミックでつくられたもので代表的なのは、ＣＡＤ／ＣＡＭ冠やＣＡＤ／ＣＡＭインレーといったものです。歯科医の説明不足が原因なのですが、患者さんも自衛のため、名前やイメージだけで自己判断しないで、ていねいに確認してほしいですね。

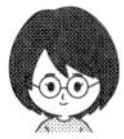

わかりました。事前に自分で情報収集するのも大切かもしれませんね。

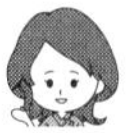

詰め物や被せ物に使われる素材について、下の図に特徴をまとめたので、参考にしてみてください。

		銀	金	セラミック	ハイブリッドセラミック
お手入れのしやすさ	フィット感	△	◎	◎	△
	プラークのつきにくさ	△	○	◎	△
体へのやさしさ	アレルギーの可能性	高い	やや高い	低い	やや低い
	歯の負担	△	○	○	○
その他	価格	◎	△	△	○
	見た目	△	△	◎	○
	強度	◎	◎	○	×

本当に抜歯しなければいけないとき

むし歯 編

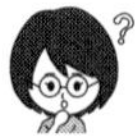

むし歯の治療って、悪い部分を削って詰め物や被せ物をする場合と、歯を抜かなくちゃいけない場合がありますよね。この違いってなんですか？　歯を抜く必要があるってどんなときなんでしょうか？

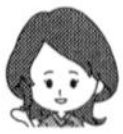

まず、**抜歯が必要になるのは、むし歯が原因の場合だけじゃなく、歯周病が原因の場合もあって、大きく分けてこの2つの原因があります。**むし歯の場合、歯を支えている骨に埋まっている部分にまで進行した大きなむし歯になると、抜歯が必要になります。

でも、むし歯は歯周病と違って、進行すると痛いですよね？　そんなにむし歯が大きくなるまで放っておく人がいるんですか？

いい質問ですね。本来、歯のなかには「歯髄《しずい》」と言われる神経が通っていて、むし歯が神経の近くまで進行すると、痛みを感じます。痛みは、私たちに危険を知らせてくれるシグナルでもあるので、そのときすぐに治療すれば、歯を残せる可能性は高くなります。けれども、歯の神経がなかったらどうですか？

痛みを感じないから、むし歯が大きくなっても気づかないですよね。神経がない歯があるんですか？

はい。たとえば、むし歯などの治療で神経を取り除いた歯です。

そういえば、歯医者の治療で「神経を抜く」って聞いたことがあります。

そうですよね。神経を抜くというのは、神経を取り除く治療のことです。この治療を

「根管治療《こんかんちりょう》」と言います。歯の神経がはいっている管を根管というからです。むし歯が進行して歯の神経までむし歯菌やその毒素が及んでしまうと、炎症が起きて痛むようになります。神経の炎症がおさまらない場合は、痛みをとって、むし歯の進行を防ぐためにむし歯の部分と神経、細菌を取り除く治療が必要になるんです。進行したむし歯は自然治癒することはありませんから、この治療をせずに放っておくと、神経が壊死して腐敗し、骨にまで病巣が広がってしまうのです。

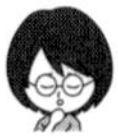
歯を残すために必要な治療なんですね。

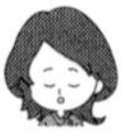
はい。けれども一方で、神経がなくなると歯の寿命が縮まるリスクもあるんです。

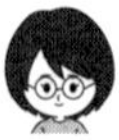
痛みを感じないので、むし歯の進行に気づかないからですね。

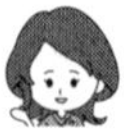
おっしゃるとおり、神経がなくなると、いくらむし歯が大きくなっても、もう歯自体の痛みは感じません。そして、歯ぐきや骨の下の部分まで大きくむし歯が進行すると、被せ物をしたり、噛む力に対応できなくなったりするので、抜くしか選択肢がな

くなってしまうのです。

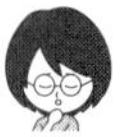

その前に、歯がなくなってきて大穴があいてくれば気づきそうですが……。

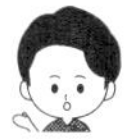

必ずしも大穴があく訳ではないんです。なぜなら、神経がない歯は、大きな被せ物や詰め物がしてあることがほとんどです。すると、**その下でむし歯が進行していても穴があかず、気づかないことも少なくありません。**

私も神経をとって被せてある歯があるので、心配になってきました。

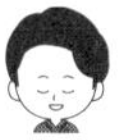

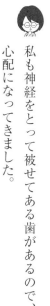

それは心配ですね。被せてある歯のむし歯は、ご自身では気づきにくいので、一度歯科

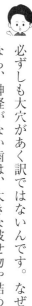

虫歯が進むと、どうなる？

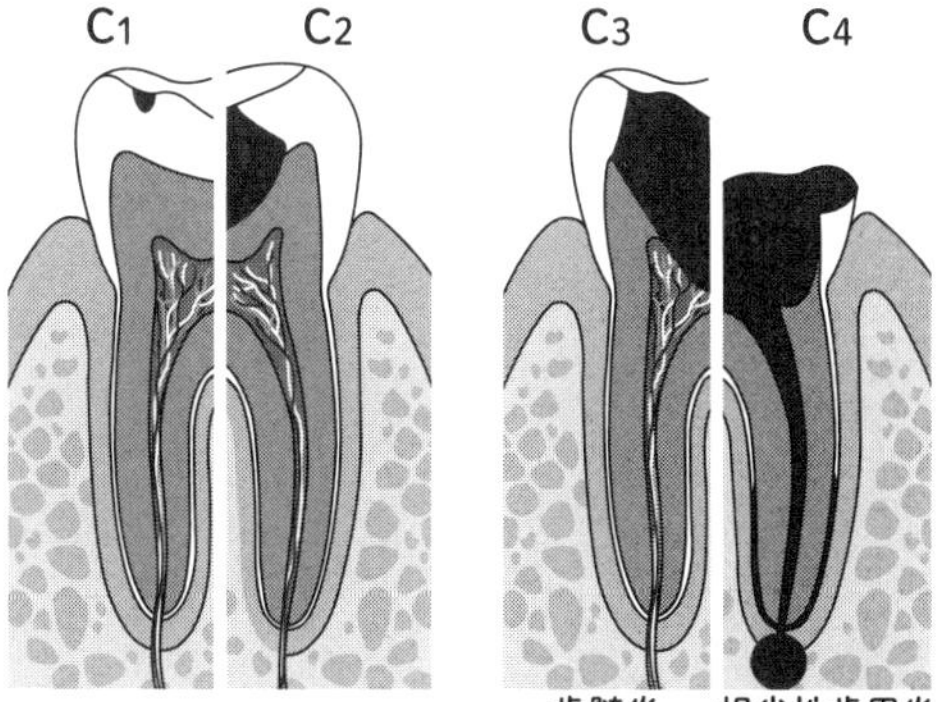

医院で見てもらうとよいでしょう。

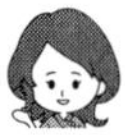
神経がない歯のリスクはそれだけではありません。

まだあるんですね。

神経がない歯は、歯自体の残りの部分が少なくなり、構造的にも脆くなってしまうのです。神経がある歯とくらべると、強度が半分以下になってしまうので、歯の負担が大きいと、根が縦に割れてしまうことがあります。これを垂《すい》直《ちょく》性《せい》歯《し》根《こん》破《は》折《せつ》といいます。

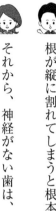

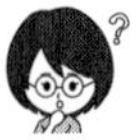
根が割れてしまった歯はどうなるんですか？

根が縦に割れてしまうと根本的な治療法はなく、抜くことになります。

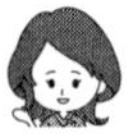
それから、神経がない歯は、根の先で細菌感染を起こして、骨がとけて膿がたまりや

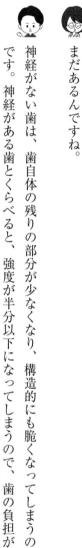

すくなります。これを根尖性《こんせんせい》歯周炎《ししゅうえん》と言います。治療してもこの膿がよくならない場合も、抜歯になります。

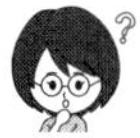

神経がない歯は、抜かなくちゃならなくなるリスクを３つも背負っているということですね。定期的に歯医者さんで見てもらえば、歯を抜かずにすみますか？

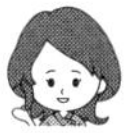

たしかに、根管治療をした歯は経過をみていくことが大切です。検診でていねいに確認すれば、むし歯の再発が早めに発見されることも多いでしょう。ただ、治療後は被せ物がしてありますし、むし歯ができた場所によってはどうしても見つけにくいこともあります。また、神経のない歯は、ただでさえ歯の残っている部分が少ないので、小さなむし歯でも繰り返しできると、抜歯が必要な状態になってしまうことも少なくありません。

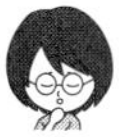

そうすると、結局歯を抜くことになるのですね。神経がなくなると、歯を失うことに片足踏み入ってしまっているってことですね。私も神経がない歯が何本かありそうなので、絶望的な気分です。

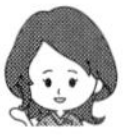

悲観しすぎることはありません。神経がない歯も、3つのリスクを遠ざけるように、**「むし歯をつくらない（適切なセルフケア）」「力のコントロール」「適切な治療」**によって、いい状態を保つこともできますよ。また、逆に言うと、神経のある歯はむし歯が原因ですぐに抜かなきゃいけない状態になることは、ほとんどありません。

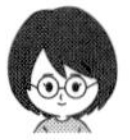

なるほど。神経のない歯はもちろん、神経のある歯もむし歯にしないよう適切なセルフケアがやっぱり大切ってことですね。

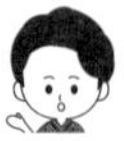

まさにその通りです！　最後にひとつ注意が必要なことがあります。実は、神経を抜く治療をしていなくても、自然に神経が死んでしまうこともあるんです。それは、神経の近くまでむし歯が進行して、治療で神経をギリギリ残したようなケース。その後、気づかないうちに、神経が死んでしまうことがあります。

そのとき、歯が痛くならないんですか？

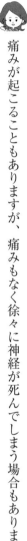

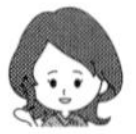

痛みが起こることもありますが、痛みもなく徐々に神経が死んでしまう場合もありま

す。

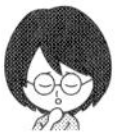

それはこわいですね。

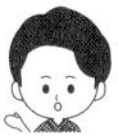

それから、むし歯の痛みを鎮痛剤などでやり過ごしているうちに自然に神経が死んでしまうこともあります。痛みがなくなったと思ったら、それは神経が壊死していたからだというケースです。神経が死んでしまうと、歯の変色が多くみられます。根管治療をしていないのに歯の色が1本だけ急に暗くなってきた歯は、神経が死んでしまっている可能性があります。

色にも注意したほうがいいんですね。死んでしまった神経はどうするんですか？

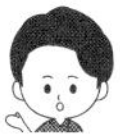

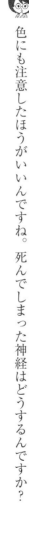

そのままにしていると、そこから細菌が歯の根の先端の骨に広がり、骨がとけてきてしまうので、細菌と死んだ神経を取り除く治療が必要です。

歯周病　編

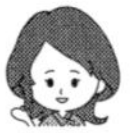

実は歯を失う原因の第一位は歯周病なんです。

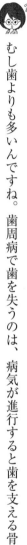

むし歯よりも多いんですね。歯周病で歯を失うのは、病気が進行すると歯を支える骨が溶けてしまうからですか？

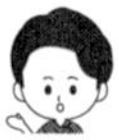

そうです。そして歯周病のこわいところは、むし歯と違って痛みなどの症状がなく進行してしまうところです。そのため、「Silent disease（沈黙の病気）」と言われます。ふつう、ぶつけたり、むくんだりして皮膚が腫れたとき、痛みやはれぼったさを感じますよね？　歯周病で歯ぐきが腫れていても、こういった自覚症状はないことが多いのです。

見た目でもわからないんですか？

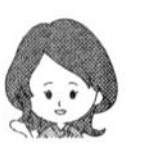

はい。骨が半分くらい溶けた状態の重度の歯周病であっても、外見上は変化が少ないこともよくあります。

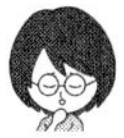

症状がないし、見た目でもわからないなら、自分では気づけないですね。

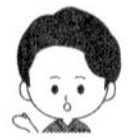

もちろん、歯周病に症状がまったくないわけではなく、軽度の歯周病でも症状が出るときもあります。たとえば疲れているときや風邪などで体調をくずしたときは、痛みや歯の浮いた感じといった症状が出ることがあります。ところが、体調が回復すると症状もおさまってしまうので、放っておく人が多いんです。

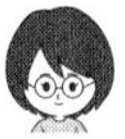

たしかに、ちょっとした痛みなら、治ってしまえば気のせいと思ってしまいそうです。

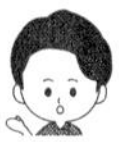

そういう患者さんは多いですね。けれども、症状がなくなったからと言って歯周病が治ったわけではありません。急性の状態から再び「Silent」の状態に戻っただけ。また、たとえ症状が出たときに歯科医を受診しても、応急処置で症状がなくなると、安

心して治療を中断してしまう人もいます。応急処置のみで歯周病が治癒することはありません。前にもお話しした通り、**歯周病は根本的な治療をせずに自然に治癒することはないのです。**

やっぱり自然に治ることはないんですね。お手入れが上手になることと、歯石を取り除くことが必要ってことでしたよね。では、具体的に、歯周病でどんな状態になったら歯を抜くことになりますか？

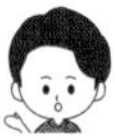

多少揺れがあっても、隣の歯とつなげて固定して対処する場合もありますが、基本的には、「歯が大きく揺れてうまく噛めない」「噛むと歯が大きく動くので痛む」といった場合は、抜歯をします。

根管治療は、歯を残す最後の手段！

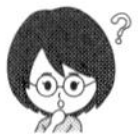

神経を抜く治療（根管治療）になると、その後、根の先で細菌感染を起こしやすいというお話でしたが、それはなぜですか？

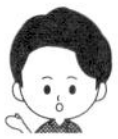

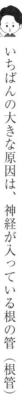

いちばんの大きな原因は、神経が入っている根の管（根管）はとても複雑だということです。根管は細いものでは直径０・１ｍｍ以下しかなく、曲がっていたり、根の先のほうで枝分かれしていたり、とても複雑な形をしているのです。ですから、ひとたび細菌が入り込むと、完全には取り除くことができないということです。

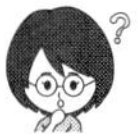

根管に入った細菌が残ってしまうということですか？

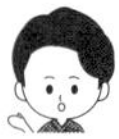

はい。神経を取り除く必要のある歯は、根管のなかに少なくとも数億以上の細菌がいると言われています。その細菌を「ゼロ」に近づけるように取り除いても、「ゼロ」

になることはほとんどありません。すると、残っている細菌が年月の経過とともに増えていって、根の先で炎症を起こすのです。

どのくらいの割合で炎症が起きてしまうんですか？

実は、**根管治療後10年以内に6～7割が炎症を起こし、再発してしまうというデータがあります。**

え、すごく高い割合ですね。根管治療3本したら2本も！

そうなんです。ただし、これだけ複雑な根管なので、治療する歯科医の技術・知識の差が

根管の複雑さ

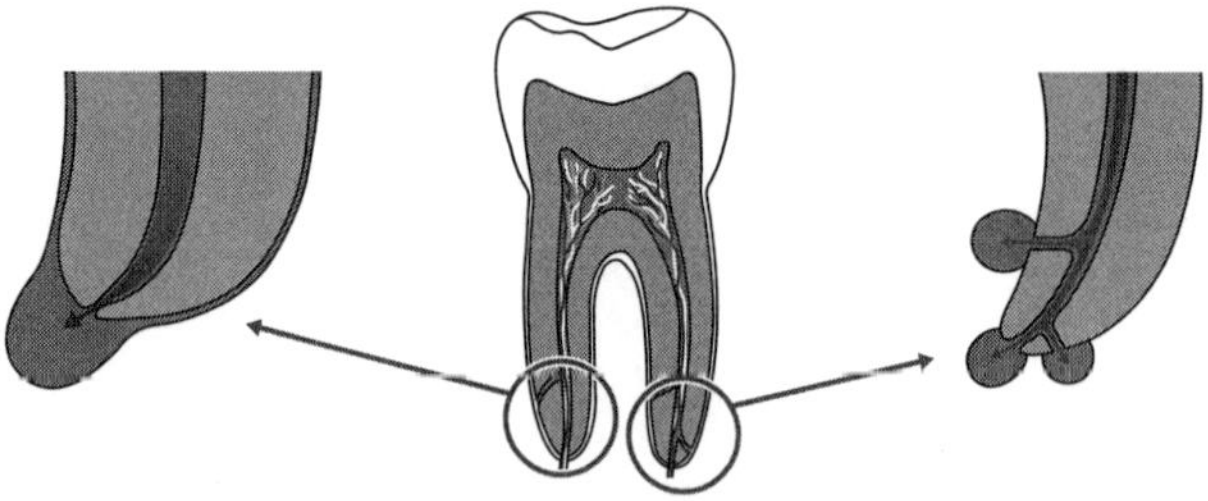

器具が届きにくかったり、届かなかったりする。
繊細な器具操作・薬液での十分な洗浄が必要で、時間がかかります。

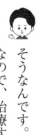

非常に出やすい治療なんです。根管治療専門の研鑽を積んで、確かな技術知識（＋センス）があると、炎症の再発率がグッと下がります。

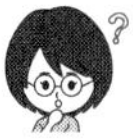

たとえば、どんな技術ですか？

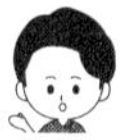

マストな技術はいくつかありますが、そのうちの３つを紹介します。**「ラバーダム防湿」「マイクロスコープ」「NiTi（ニッケルチタン）ファイル」**です。

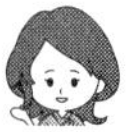

初めにラバーダム防湿についてお話しします。これまでお話ししたように、お口のなかは細菌だらけです。口腔内にはむし歯菌や歯周病菌をふくめてたくさんの細菌がいます。唾液のなかにはもちろん、吐く息に含まれる水蒸気のなかにもいるんですよ。

そのため、治療中に細菌が新たに根管に入り込むリスクが高いんです。そこで、ラバーダム防湿の出番となります。治療する歯だけを露出させて、口全体をゴム製のシートで覆うことで、お口のなかの細菌が根管内に侵入して再感染してしまうことを防いでくれるのです。

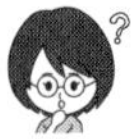

再感染させないことで、細菌をできるだけ「ゼロ」に近づけようとするんですね。マイクロスコープは聞いたことがあります。顕微鏡で根管内の細菌を見つけて取り除くんですか？

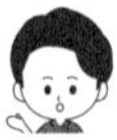

おっしゃる通り、マイクロスコープは歯科用の顕微鏡です。しかし、細菌が見えるほどの倍率はありません。患部を明るく照らしながら、30倍くらいに拡大して治療できるので、肉眼ではわからないさまざまなことがわかるようになります。そして、技術・知識のある歯科医が使いこなすと、非常に細かくて繊細な治療を行うことができます。たとえば、細い根管の入口を素早く見つけたり、複雑な形の根管の細部まで治療ができたりするんで

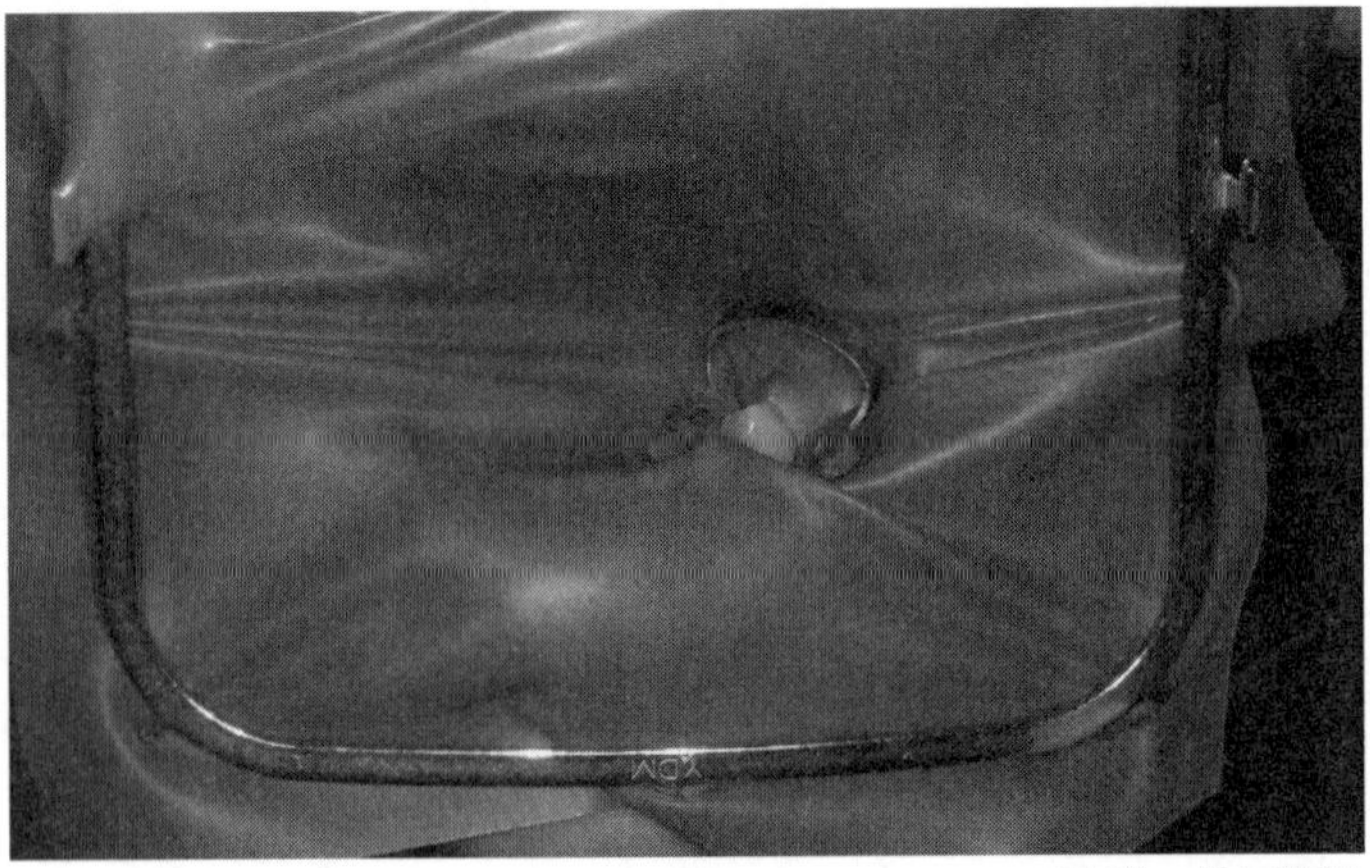

ラバーダム防湿

す。その結果、治療時間も短縮できて、細菌の取り残しも大幅に減らせます。

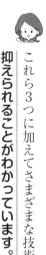

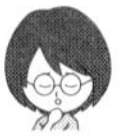

細かいところまで直接見て治療することで、スピーディーに細菌を「ゼロ」に近づけていくんですね。

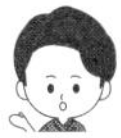

最後にＮｉＴｉ《ニッケルチタン》ファイルです。ファイルというのは、根管のなかを削るための刃が付いた針金のような道具です。ＮｉＴｉ合金でできたファイルをＮｉＴｉファイルといいます。この道具は、通常のスチール（鉄）製のファイルと違い、曲がった根管も効率よく適切に削れるので、細菌の取り残しを減らし、治療時間も短縮してくれます。

治療期間が短くなるのもいいですね。細菌を「ゼロ」に近づけて、炎症の再発を防ぐには、この３つの道具を使いこなした治療を受けることが必要ってことですね。再発率はどのくらいまで下がるんですか？

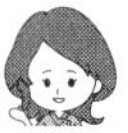

これら３つに加えてさまざまな技術や知識を駆使することで、**再発率を１割以下まで抑えられることがわかっています。**

えええっ！　そんなに差があるんですか？　10本中6本再発するのと、10本中1本再発するのとでは、大きな違いがありますね。でも、再発率に大きな差があるのに、使っていない歯科医が多いということですよね？

残念ながらそうなんです。マイクロスコープを導入している歯科医院はまだ約10％程度ですし、ラバーダム防湿の普及率はもっと低いと言われています。

なぜ、マイクロスコープやラバーダム防湿は普及しないのですか？

マイクロスコープの場合は、導入コストが高く、使いこなすには一定の訓練が必要なことが大きな理由になっているのでしょう。ラバーダム防湿も、根管治療を行う歯がどんな状態であっても、短時間で適切に使用するのは、高い技術と知識が必要だからだと思います。

マイクロスコープやラバーダム防湿を使った根管治療は自費診療になるのですか？

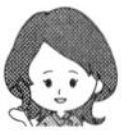

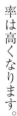

それらを使った根管治療は一部が保険診療として認められています。しかし、細菌を「ゼロ」に近づけて適切な根管治療を行うための技術や知識は、ここでご紹介した以外にもたくさんあります。根管の形や病状にあわせて、それらを適切に駆使していくためには、健康保険で決められたワクのなかの治療では、難しいのです。そういった根管治療は、「精密根管治療」などという名称で、自費診療となることのほうが多いと思います。

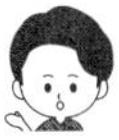

ただ、**抜歯になるリスクを考えると、多少費用が高くても再発リスクの少ない治療を選択することをすすめたい**ですね。マイクロスコープやラバーダム防湿を使いこなせる歯科医であれば、根管治療の知識や技術が高いことが多いですから、歯を残せる確率は高くなります。

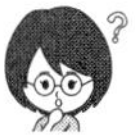

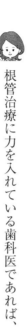

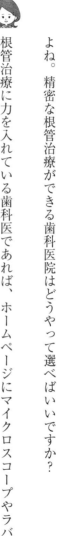

根管治療に詳しくない歯科医だと、残せる歯も抜歯になる可能性があるってことですよね。精密な根管治療ができる歯科医院はどうやって選べばいいですか？

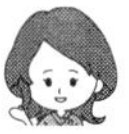

根管治療に力を入れている歯科医であれば、ホームページにマイクロスコープやラバ

ーダムを使用した治療を行っていることを紹介しているはずです。インターネットで「根管治療　(通いやすい)　地域名」で検索して、探してみるとよいでしょう。しかし、根管治療に力を入れている歯科医院は、非常に少ないのが現状です。お住まいの地域によっては近くにない場合も多いのです。当院でも、専門的な根管治療を求めて、通院に30分～1時間以上かけて来院される患者さんもたくさんおられます。

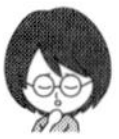

大切な歯を守って残していくためなら、多少遠くても必要な時間かもしれませんね。

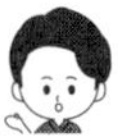

さらに「意図的再植術」や「歯根端切除術」などの外科的治療が行える歯科だとより安心です。根管治療でも症状がおさまらない場合はすぐに抜歯となるのが一般的ですが、これらの外科的治療によって歯を残すことができる場合もあるんです。

それってどんな治療なんですか?

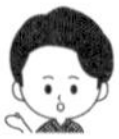

意図的再植とは、問題のある歯を一旦、抜歯して直接、悪い部分を取り除いて、元に戻す治療法です。もうひとつの歯根端切除術は、歯ぐきを切開して、根の先の悪い部

分を取り除く治療法です。

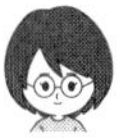

一度抜いた歯をまた元に戻すなんてことができるんですね。

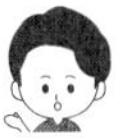

はい。どちらも高い技術が必要な治療で、できる歯科医は限られていますし、抜歯を避けるための最後の手段となりますが、こういった選択肢もあったほうが、根管治療後も歯を残せる可能性は高くなるでしょう。

歯を抜いたあとの治療法は、何がおすすめですか？

もし、歯を抜くしかなくなった場合の治療について教えてください。やっぱりインプラントがいいんでしょうか？

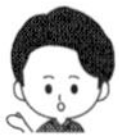

インプラントがいいかどうかは、患者さん一人ひとりのお口の状態や生活、考え方によると思います。患者さんには知る権利、選ぶ権利があるとお話ししたとおり、治療法について知ったうえで、自分の合ったものを選んでほしいです。抜歯などで歯を失ったときの主な治療法は**「ブリッジ」「入れ歯」「インプラント」**の3つです。

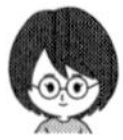

じゃあ、それぞれの特徴を教えてください！

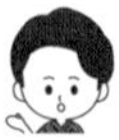

まず、**ブリッジ**ですが、両隣の歯を支えにして、名前の通り橋をかけるようにして人工の歯を入れる治療法です。人工歯と両隣につける被せ物が一体となっているのが特

徴です。保険適用の素材（銀など）でも、保険適用外の素材（セラミックなど）でもつくることができます。

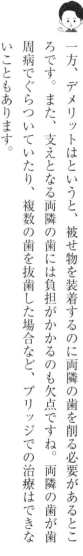

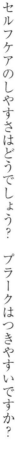

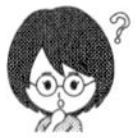

自費治療をすれば、見た目も気にならないということですね。メリット、デメリットはなんですか？

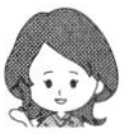

メリットは口に入れたときの違和感が少なく、自分の歯と同じように噛めるところ、保険適用の治療にすれば費用が抑えられるところなどです。また、手術が必要ないので比較的、治療期間が短いのもよいところでしょう。

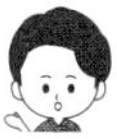

一方、デメリットはというと、被せ物を装着するのに両隣の歯を削る必要があるところです。また、支えとなる両隣の歯には負担がかかるのも欠点ですね。両隣の歯が歯周病でぐらついていたり、複数の歯を抜歯した場合など、ブリッジでの治療はできないこともあります。

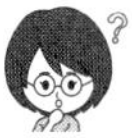

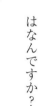

セルフケアのしやすさはどうでしょう？　プラークはつきやすいですか？

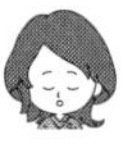

たしかに、ブリッジの境目や人工歯の下などにはプラークがたまりやすいですが、やり方次第できちんと落とせます。ブリッジのつながっている部分の、歯と歯の間や人工歯の下は歯間ブラシや特殊なフロスを使うなど、磨き方のコツを身につければ大丈夫です。

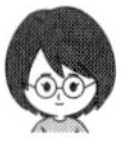

わかりました。では、**入れ歯**について教えてください。

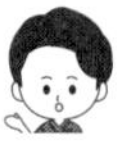

部分入れ歯と総入れ歯がありますが、保険適用の素材でつくられた入れ歯であれば、比較的安いですし、治療期間も短くてすむのがよい点でしょう。また、取り外しが面倒である半面、目で確認しながら汚れを落とせるのでお手入れはしやすいです。一方、デメリットはというと、つけたときの違和感・異物感です。入れ歯は噛むときに多少動いたり、当たったりするので、気になる人が多いでしょう。また、部分入れ歯のバネをひっかける歯に負担がかかるのも欠点です。

入れ歯のお手入れには専用の道具を使うのですか？

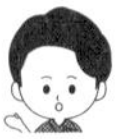
そうですね。入れ歯洗浄剤をつかったほうがプラークの除去率は高くなります。また、入れ歯専用の歯ブラシもあります。

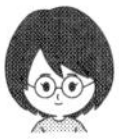
では、**インプラント**について教えてください。

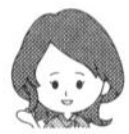
歯科のインプラントとは、歯を失ったところのあごの骨におもにチタンでできた人工の歯根を埋め込んで、そこに人工歯を取りつける治療です。

差し歯とインプラントって同じものですか？

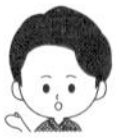
実は別のものです。差し歯は自分の歯の根を土台にして、そこに人工の歯を取りつける治療を言います。抜歯をしたあとではできない治療なんですよ。

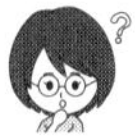
そんな違いがあったんですね。はじめて知りました。では、インプラントのメリット・デメリットはどんなところですか？

メリットは、ほかの歯を削ったり、負担をかけたりすることがないところ、そして違和感なく、自分の歯と同じように噛めるところです。また、素材によっては天然の歯と見分けがつかないくらいきれいにつくれます。

デメリットは費用が高いところでしょうか？

はい。すべて保険適用外の治療なので、素材によって違いはありますが、費用は高額になります。また、手術が必要で、治療期間が最短でも2～3か月はかかります。

でも、耐久性は高くて長く使えるんですよね？

おっしゃるとおり、適切な診断の元で行い、適切なセルフケアをした場合、インプラントも長く使えます。

インプラントはむし歯にならないので、自分の歯より長持ちしそうですが……。

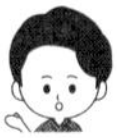

いい質問ですね。インプラントはたしかに適切な診断の元で行えば、安定性の高い治療法ですが、さまざまな要因によってその寿命を縮めてしまうことがあります。多いのが、細菌感染によって起こる「インプラント周囲炎」という病気です。

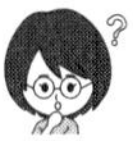

細菌感染ということは、プラークが原因ですか？

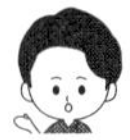

おっしゃるとおりです。インプラント周囲炎は、簡単にいうとインプラント治療をした歯の周囲で起きる歯周病のことです。進行すると歯周病と同じように、インプラントがぐらぐらして、最終的には摘出しなくてはならなくなります。

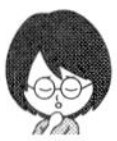

予防するにはやっぱりセルフケアが大切だということですね。

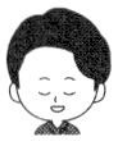

そうなんです。実は、インプラント治療した歯の周囲にはプラークができやすいんです。天然の歯は歯ぐきとの境目から歯肉溝滲出液《しにくこうしんしゅつえき》という免疫成分が出て、プラークをできにくくしているのですが、インプラントの場合は歯肉溝滲出液が分泌されないからです。インプラント治療をした歯は、とくにていねいにセルフケアをする必要が

あります。

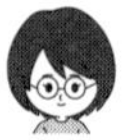

わかりました！

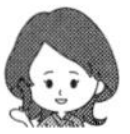

それから、「力」にも注意が必要です。天然の歯であれば、歯の根と骨の間に歯周靱帯があって、歯への衝撃を吸収するクッションの役割だけでなく、センサーの役割をします。歯と歯が軽く触れただけでもその刺激をキャッチすることができるのです。一方、インプラントには歯周靱帯がないので、衝撃を吸収できませんし、歯にかかる力をキャッチする能力がありません。知らず知らずのうちに大きな力がかかって、インプラントそのものがぐらついたりしてしまうリスクもあるのです。

通常の歯とインプラントの違い

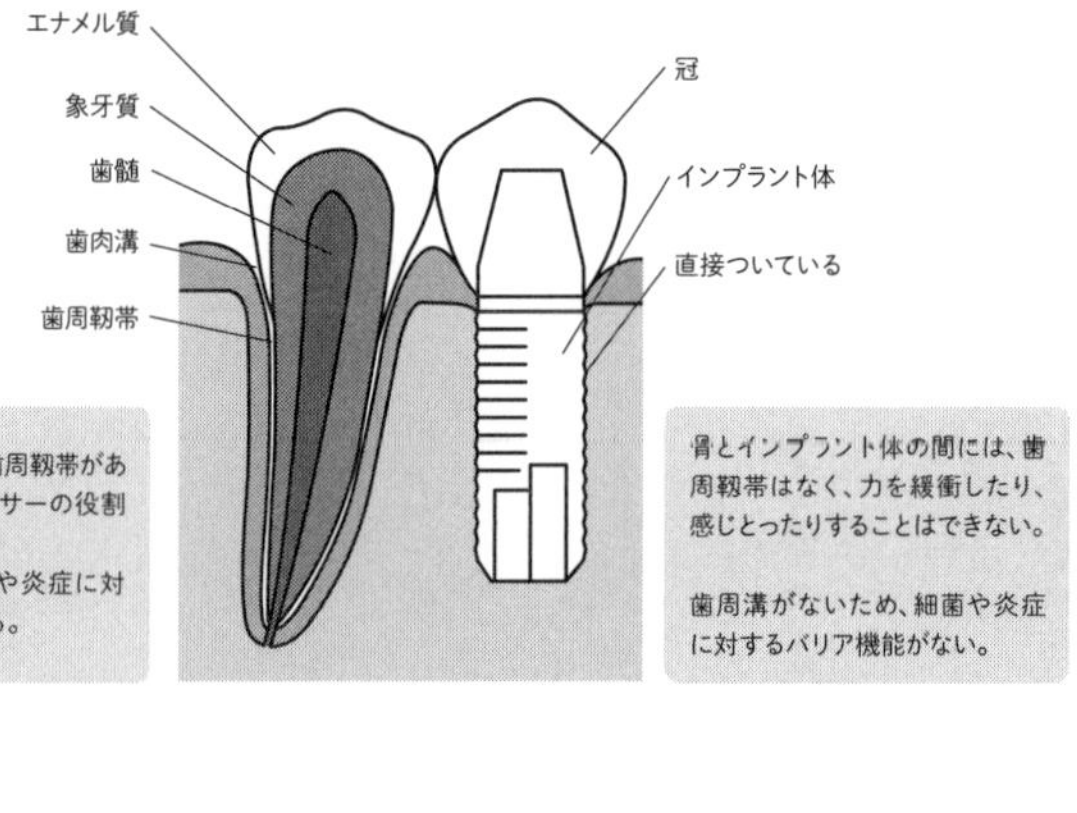
骨と歯根の間には、歯周靭帯があり、クッションとセンサーの役割をしている。
歯周溝があり、細菌や炎症に対するバリア機能がある。

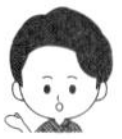

それから、インプラントにはこのクッションがないため、噛み合わせている天然の歯の負担が大きくなってしまうことがあります。ですから、適切な力の管理をしないと、噛み合わせている歯が割れたりグラついたりすることも起きやすいので注意が必要です。

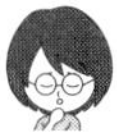

自分の歯もインプラントも、プラークと「力」が天敵なんですね。

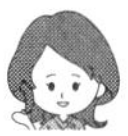

そうなんです。インプラントは天然の歯よりデリケートなことを理解して、自分の歯と同じようにセルフケアしてほしいです。

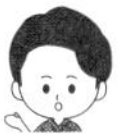

なにより、**どの治療法をするとしても、歯を失ってしまった大元の原因をそのままにして治療すれば、周囲の歯も再び悪くなってしまうでしょう。大元の原因（プラークや力）を適切にケアしていくことがとても大事なのです。**

治療の種類

取り外し可能な義歯による治療

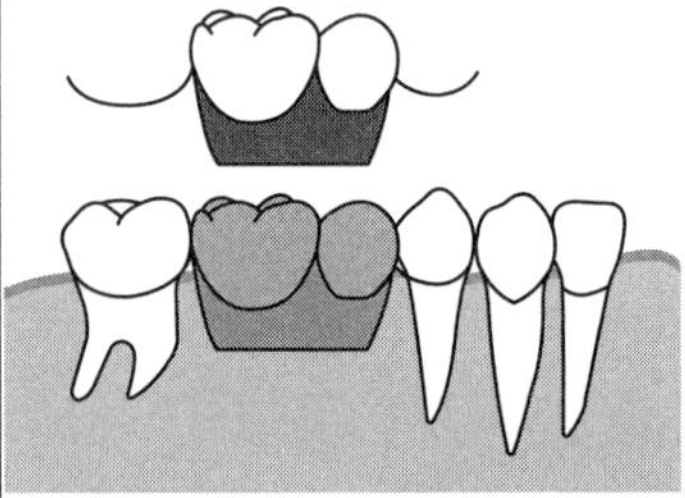

一般的には「入れ歯」と呼ばれる治療です。隣接する歯にフックをかけて人工の歯を固定します。状況によって、他の歯を削ったりしながら、型を作成します。

メリット

・保険適応内の義歯を用いれば、比較的リーズナブル
・治療回数や期間が、他の治療に比べて短い

デメリット

・取り外しに手間がかかる
・噛む力が弱い
・フックがかかる他の歯への負担が大きくなる

ブリッジによる治療

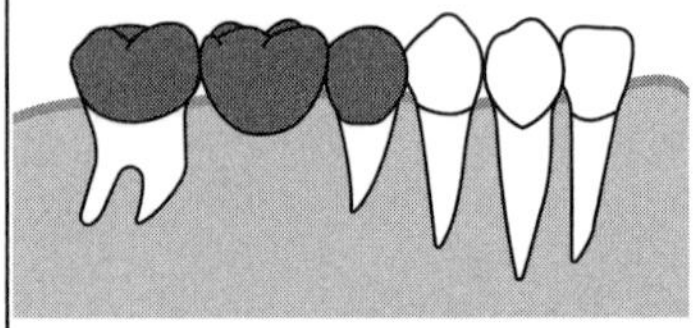

両隣の歯を削り、橋をかけるように連なった義歯を入れる治療です。

メリット

・簡単に取り外せない
・短時間で治療が終わるケースが多い
・保険適用内であれば、治療費を抑えることができる
・自分の歯と同じような感覚で噛める

デメリット

・隣の歯をかなり削る治療になることが多い
・隣の歯への負担が大きい
・周囲に支える歯がないとできない

インプラント治療

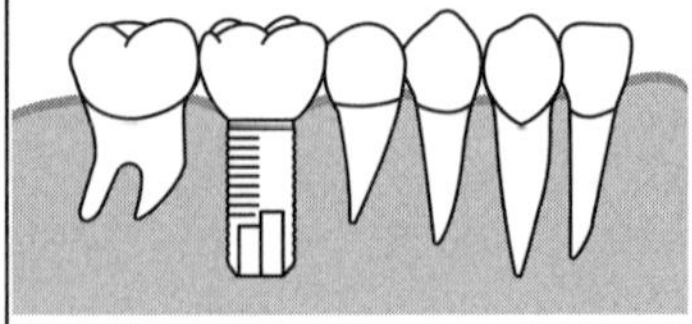

歯を失ったあごの骨に歯根の一部あるいは全部を埋め込み、その上に人工歯を取り付ける治療です。

メリット

・他の歯を削る必要がなく、負担も少ない
・取り外す手間や治療後の違和感が少ない

デメリット

・保険適用外のため治療が高価になるケースが多い
・治療期間が他の治療に比べて長期化する

意外と知らない、矯正の効果

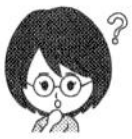
歯医者さんの治療と言えば、「矯正」もありますが、本当に必要ですか？

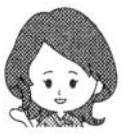
では佐藤さん、矯正治療はなんのために行うと思いますか？

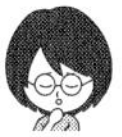
やっぱりいちばんは、歯並びをよくして、見た目をよくすることでしょうか？

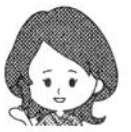
おっしゃるとおり、見た目を美しく整えることは矯正治療の大切な目的のひとつです。人を見た目で判断してはいけないですが、とはいえ、人の印象を決める判断材料になるのは事実でしょう。第一印象は3～5秒で決まるとも、15秒で決まるとも言われます。多少差はありますが、ごく短い時間で印象が決まってしまうということです。このことからも見た目の情報がその人を印象づける大きな要素になっていることがわかりますよね。

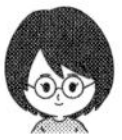

たしかに、歯がガタガタの人よりも、歯並びがきれいな人のほうがよい印象をもたれやすいでしょうね。

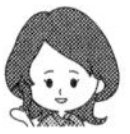

それから私が重要だと思うのは、**見た目がその人自身の心にも影響を与える点です。**歯並びを矯正して見た目に関するコンプレックスを取り除けたら、それはその人の自信につながると思います。自分をいちばん見ているのは、自分自身ですから。

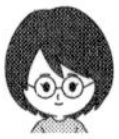

自分に自信をもてたら、性格や言動もポジティブに変わりますよね。それは本当に大きな効果だと思います。

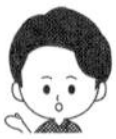

でも、矯正の目的は見た目を美しく整えることだけじゃないんですよ。矯正治療には、見た目を含めて3つの目的があります。2つ目は**噛み合わせを整える**ことです。

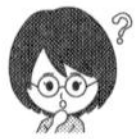

噛み合わせってよく聞きますけれど、そんなに重要なんですか？

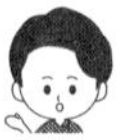

正常な噛み合わせというのは、上の歯と下の歯が正しい位置で噛み合っていることを

言います。多少ずれていても問題ないこともありますが、噛み合わせが悪くなると、咀嚼や発音、姿勢にも悪影響を与えます。たとえば、**咀嚼ですが、「噛んでいる」と「噛めている」のはまったく違うんですよ。**

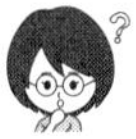

ということは、噛めているつもりでも、噛めていない人もいるってことですか？

そうなんです。自分では食事をとるとき、ふつうに噛めているつもりでも、十分に咀嚼できていない人もいます。たとえば、前歯が噛み合わないことを「開咬（オープンバイト）」といいます。これは上下の前歯の間にすき間が空いていて、前歯でものが噛み切れない状態のことです。開咬の人は、麺類を食べるとき、麺を前歯で噛み切れず、舌を使ったりします。

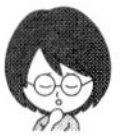

前歯で噛み切れないと、唐揚げや生姜焼きなどのお肉も食べにくそうですね。

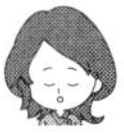

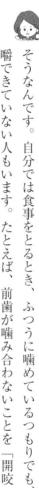

食べにくいだけじゃなく、うまく噛めていない歯があると、ほかの歯によけいな負担がかかります。また、十分に咀嚼できないと内臓にも負担をかけることになるんで

す。

噛み合わせが悪いと、内臓にも悪影響があるんですか？

そうなんです。咀嚼には、よく食べ物をすりつぶし、消化酵素が含まれる唾液と混ぜ合わせることで、消化・吸収を助ける役割があります。そのため、咀嚼が不十分だと、胃腸に負担をかけますし、栄養を十分に吸収できなくなることもあるんですよ。

噛み合わせがよくなって、よく噛めるようになっただけで、便秘や下痢が治る人もいるんですよ。

そうなんですか？　私の便秘も噛み合わせが原因だったりして……。自分では気づいていない人もいるってことでしたよね？

はい。前歯や下の歯が前に出ているなど、わかりやすいこともありますが、自分では気づいていない人も多いですね。たとえば、麺類を前歯で噛み切れない人のほか、奥歯で噛むとき、右側だけ、または左側だけで噛む人も要注意です。歯並びや噛み合わせのバランスが悪くて、無意識に噛みやすいほうで噛んでいる可能性があります。

噛み合わせのバランスが悪いと歯ぎしりやＴＣＨの原因になることもあります。第２章でお話ししたように、そうして負担過重になった歯は、歯が欠けたり割れたりといったことはもちろん、知覚過敏や歯周病が進みやすくなる原因にもなります。

そうなんですね……。では、矯正をする目的の３つ目はなんですか？

３つ目は、**むし歯や歯周病の予防**のためです。原因となるプラークが残りやすいところはどこかというと、歯が磨きづらいところですよね？　どういうところが磨きづらいでしょうか？

歯と歯の間とか……あと、歯並びが悪いところも磨きづらいです！

そうですよね。お風呂の壁や床も、タイルが凸凹していると、汚れが取りづらくて、カビが生えてしまいやすいですよね。歯も同じで、歯と歯が重なっていたり、歯と歯の間のすき間が大きかったり、歯並びが悪いところは歯ブラシが届きづらくて、そこにプラークが残りやすくなります。

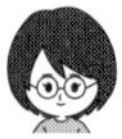

むし歯や歯周病になりやすいということですね。

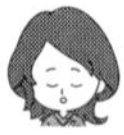

そのとおりです。つまり、歯並びを矯正して、歯磨きをしやすくすることは、むし歯や歯周病の予防につながります。

矯正には見た目だけじゃなく、噛み合わせをよくしたり、むし歯を予防したりする効果もあるんですね。じゃあ、矯正治療の、デメリットはなんですか？

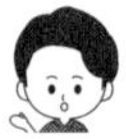

いい質問ですね。矯正治療にももちろんデメリットはあります。たとえば、基本的には保険診療ではないので高額な治療費がかかること、歯並びによっては抜歯が必要なこと、治療期間が長いことなどがあげられるでしょう。また、矯正治療中には歯ブラシが届きにくい場所ができるので、一時的にお手入れがやりにくくなるのも欠点です

ね。

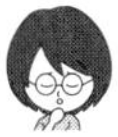

たしかに、歯磨きしにくそうですよね。

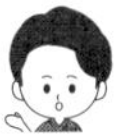

食事や歯磨きのときは取り外しができる「マウスピース矯正」などもありますが、矯正を受ける場合は、定期的にクリーニングをしてくれるだけでなく、プラークコントロールの指導もていねいにしてくれる先生を選ぶことが重要だと思います。そうでないと気づかないうちにむし歯が増えて、矯正治療の意味がなくなってしまいます。

そうなんですね。あと心配なのは年齢のことです。矯正って子どもの頃や20代くらいまでの若いころにやったほうがいいんですよね？

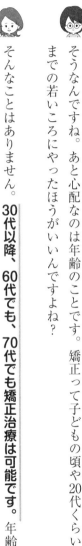

そんなことはありません。**30代以降、60代でも、70代でも矯正治療は可能です。**年齢だけで矯正治療ができないことはありませんから安心してください。

自分に合った歯科医を選ぶには、どうすればいいですか？

ここまで歯科の治療についていろいろと説明してきましたが、最後にぜひお伝えしておきたいことは「治療したから安心していい」というわけではないということです。

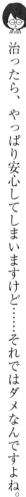

治ったら、やっぱり安心してしまいますけど……それではダメなんですよね。

治療をしたからといって、もうむし歯にならないというわけではありませんよね？そもそもむし歯や歯周病になってしまった理由を考えてみるとわかると思います。

プラークのせいですよね。つまりは自分が正しい歯磨きをしてこなかったから……。

そうですよね。では、治療をしたら正しい歯磨きのしかたが身につくでしょうか？

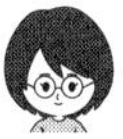

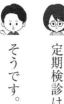

身につきませんね。なるほど、治療が終わったからと言って安心して元の生活に戻るのではなくて、そこからさらに適切なセルフケアを続けなくてはいけないということですね。

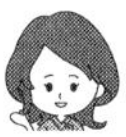

おっしゃるとおりです。24～48時間でついてしまうプラークを、毎日歯科医院に行ってクリーニングしてもらうわけにはいきませんよね。ご自身で毎日の適切な歯磨きを実践することがいちばん大切です。そして、定期的に歯科医院に通うことも必要です。

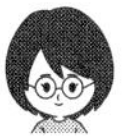

定期検診は正しく磨けているかチェックしてもらうのが大きな目的でしたよね。

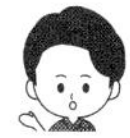

そうです。健康診断と同じです。健康診断を受けるとき、「悪いところをみつけてもらおう」という人はあまりいないと思います。できれば異常がないことを確認して、安心したいですよね？　歯科検診も同じです。**実際、正しいセルフケアを習慣にして、「異常なし」の状態をキープし続けていらっしゃる患者さんもたくさんいますよ。**

体の病気と違って、むし歯や歯周病は、自分次第で予防が可能な病気ということですよね？

そのとおりです！

かかりつけの歯医者さんとは長いつき合いになると思うのですが、信頼できる歯科医を見つけるにはどうすればいいんでしょうか？　ポイントを教えてください！

あくまでも目安でしかありませんが、いくつかポイントをお伝えしますね。先にもお話ししたとおり、歯科医や歯科衛生士は正しい歯磨きのしかたを身につけて、実践するための伴走者のような存在です。ですから、**歯磨きなどのセルフケアの指導を熱心にしてくれる歯科医院**がよいですね。

今まで歯医者さんに通っていていて、そこまでていねいに歯ブラシの指導を受けたことがないのですが……。

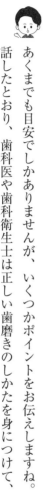

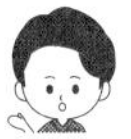

そうかもしれませんね。プラークコントロールの指導に力を入れている歯科医院はそれほど多くないと思います。

そういう先生を探すにはどうしたらいいですか？

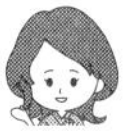

そうですね。ホームページの内容はひとつの目安になると思います。ただ、実際に受診してみたら、歯磨きの指導はしてくれなかったというケースもあるので、あくまでも目安ですね。

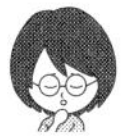

実際に会ってみないとわからないことのほうが多いということですね。

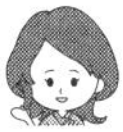

残念ながら、そうですね。佐藤さんのおっしゃるとおり、歯科医と患者さんは長いお付き合いになりますから、対面でコミュニケーションをとったときの相性も重要だと思います。

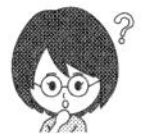

たしかにそうですよね。では受診したとき、歯磨き指導以外に、どんなところでよい

歯科医院かどうかを判断すればよいですか？

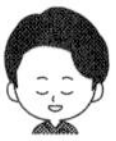

私がよい歯科医に必要な条件だと思うのは、**「患者さんの話をよく聞く」**ということですね。病気のことや治療のことをていねいに説明することも必要ですが、一方的に話をするだけでは、患者さんがどんなことに困っているかわかりませんよね？

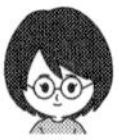

でも、患者からすると、自分からは話しづらいし、質問するのも緊張します……。

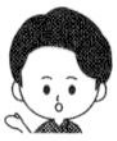

歯科医に遠慮して、質問ができないという患者さんは少なくないですよね。ですから、そういう患者さんの気持ちに寄り添って、話を引き出せるのがよい歯科医でしょう。「詰め物や被せ物がとれた」という患者さんであっても、実際にどんな困りごとがあるかは人それぞれです。たとえば「口のなかにあたって痛む」という人や「食べ物が詰まって困る」という人もいるでしょう。今、起きている事柄だけでなく、その結果「困っていることはなんですか？」というところまで聞くことが大切なんです。

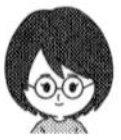

そうやって質問してもらえると、こちらも話をしやすいです。

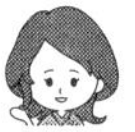

そうですよね。反対に患者さんが話をする時間をつくらない、質問しにくい雰囲気の歯科医は、あまりおすすめできません。疑問や不安が解消されないまま治療をすることになって、不満が残ってしまう可能性が高いですから。

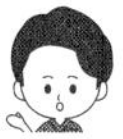

そういう意味では、**ひとりの診療にどれくらいの時間を確保しているのか**が、歯科医院を選ぶひとつの判断材料になると思います。初診のお約束をするとき、「どれくらい時間がかかるか（どのくらい時間をとっているか）」を聞いてみて、**1時間以上**、診察時間をとっているのであれば、患者さんとのコミュニケーションを大切にしている歯科医院の可能性が高いと思います。

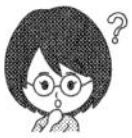

なるほど、初診のときに確認してみます。そのほかにポイントはありますか？

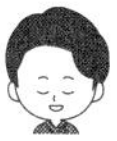

治療前、**治療後の状況を患者さんに「みえる化」してくれているか**どうかもポイントですね。お口のなかは自分でじかに確認できないので、ブラックボックス化して、患者さん自身が自分のお口の状況を把握できていないことも多いんです。それが結果として、間違ったセルフケアや歯科医に対する不信感につながることだってあります。

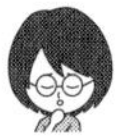

たしかに、みて確認できないから歯科医任せになっているところがあるかもしれません。

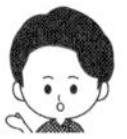

ですから、治療の前後に、お口のなかの状況を手鏡でみせながら説明してくれたり、お口のなかの写真を撮影してみせてくれたりするような歯科医は信頼できると思います。

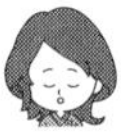

それから、治療費についてはできるだけ具体的に説明してくれる先生がよいでしょう。お金に関して、納得できないことがあると、それはそのまま歯科医への不信感につながり、わだかまりとなりやすいからです。

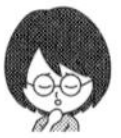

たしかに、いくらかかるのかわからないとモヤモヤします。

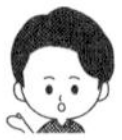

それは当然だと思います。治療法を選択するときなど、費用についても明確に提示してくれる歯科医のほうがよい関係を築けるでしょう。

コラム

西洋医学VS東洋医学

口腔内は安定し定期健診で来院していた当時18歳の患者さんが、口内炎によって食事ができず、会話すら困難ということで急遽来院されました。

そこで私は考えました。「私の仕事は、ただ口内炎の薬を処方することだけだろうか？」答えはＮＯでした。

当院では患者さんとの会話をとても大切にしていますので、よくお話を聞けば、最近数か月間夜中に働き、日中眠るという生活を送っており、さらには睡眠薬を飲まなければ寝られない状態でした。その方の実際のお口の中は口内炎とは言えないような多数の潰瘍直前の状態でした。

私は彼女が炎症の悪化によって食事が全く取れなくなることと、十代から睡眠薬を飲み続ける人生を過ごすという、２つの心配を感じました。だからこそ、私は彼女に対して、口腔内の炎症を抑える塗り薬（西洋的治療）と、働く時間と休む時間をはっきりと区別できる漢方薬を処方しました（東洋的治療）。そして漢方薬を服用することで睡眠薬なしで眠れるようなら、飲まないでいるように伝えました。

彼女が次のお約束の日に訪れた際はどうなったかというと、口腔内の炎症はすっかり治まり、漢方薬がうまく作用した結果、睡眠もとれるようになり、睡眠薬も漢方薬も不要となっていました。私もほっと胸をなでおろしたのは、言うまでもありません。

患者さんの年齢や全身状態、口腔状態、医療に対しての考え方、すべて人それぞれであり、さらには同じ人でも日々変化しています。そのときの症状を集中的に治す西洋医学と全体を土台から診ていく東洋医学はしばしば対立するものと見なされますが、私たちはそれぞれの長所をうまく活用して、個々の患者さんにベストなものを選んでいけばいいと考えています。

当院ではすべての行動が、私たちのミッションである「予防と心のケアで生涯お口のことに悩まない人生を患者さんとともに築く」に基づいており、丁寧なカウンセリングや一般的な歯科治療から漢方や鍼灸といった東洋医学的な治療、摂食や嚥下、呼吸の訓練まで、多岐にわたる治療を提供できるように心がけています。

第4章

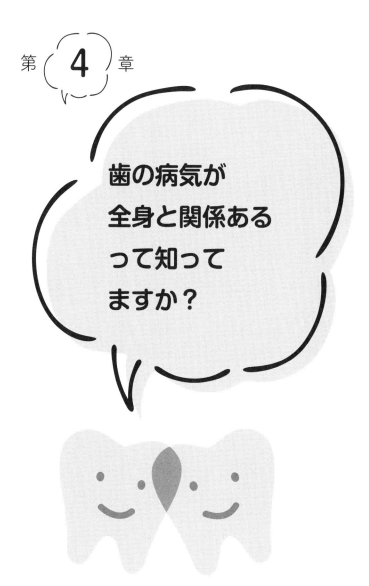

歯の病気が全身と関係あるって知ってますか？

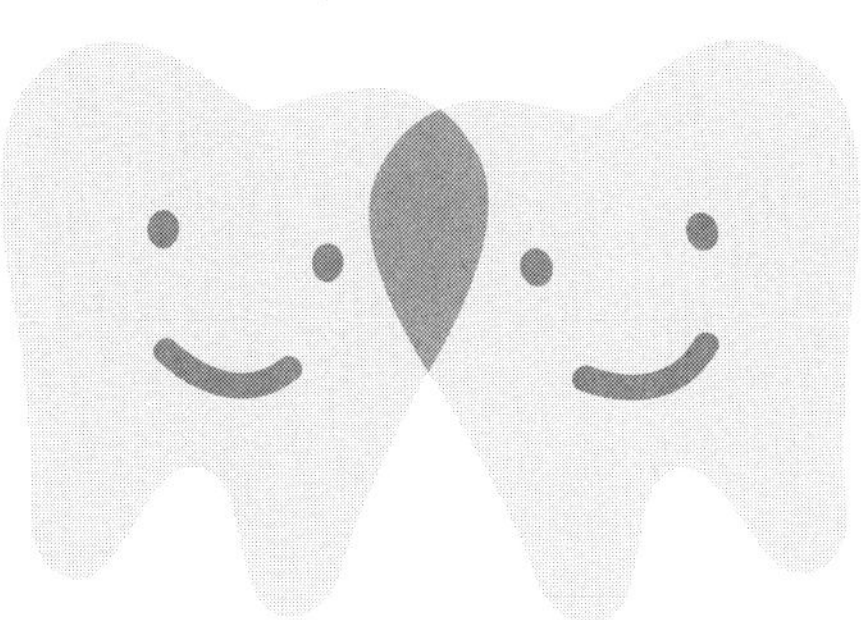

口のなかの細菌は、全身の疾患に影響があるってホント？

最近、むし歯や歯周病が命にかかわることもあるという話を聞いたのですが、本当ですか？

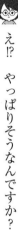

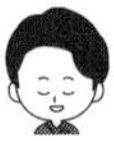
本当です。

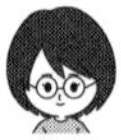
え!?　やっぱりそうなんですか？

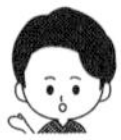
はい。でも、むし歯や歯周病が原因で亡くなるということではありません。**お口のなかの菌（口腔内細菌）が増えると、肺炎や心臓病、糖尿病など、全身のさまざまな病気や不調が起こりやすくなる**からなんです。

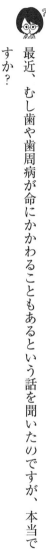

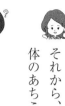

そんなにたくさんの病気に関係しているんですか？　口のなかの菌は、むし歯や歯周病の原因になるだけじゃないんですね。でもどうして、口のなかの菌が、体の別の場所に影響を与えるんですか？

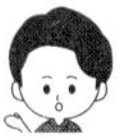

口は、食べ物や空気を取り込む体の入り口ですよね。その入口に細菌がいれば、唾液や食べ物などといっしょに飲み込むことになります。その飲み込んだ細菌が、内臓に悪影響を及ぼすことがあるんです。

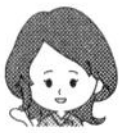

それから、歯周病菌などの菌や、菌がつくり出す毒素などが血管に侵入して、それが体のあちこちで悪さをすることもあるんです。

細菌や毒素が血液のなかに入るということですか？

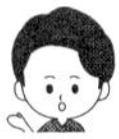

そのとおりです。歯周病や歯肉炎がある歯ぐきが出血しやすいのは、血管が破けているからなんです。その破けている血管から、歯周病菌や菌の出す毒素が、血流のなかに入っていってしまうのです。

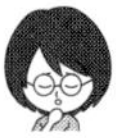

飲み込むだけじゃなく、血管を通じて細菌が全身を巡ってしまうんですね。

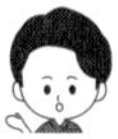

そうなんですよ。実際、原因不明の心内膜炎で亡くなった人の心臓から、歯周病菌が出てきたという症例もあるんですよ。

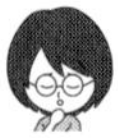

口のなかの菌が、まさか亡くなるような病気と関係しているなんて、想像もしていなかったです。

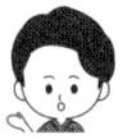

そういう方がほとんどだと思います。歯周病というとそれほどこわい病気というイメージはないと思います。一方で、心内膜炎というとこわい病気だって思いますよね。でも、そこには、歯周病菌という同じ菌がかかわっている可能性が高いんです。

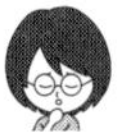

そう考えると、歯周病こそ、こわい病気ですね。

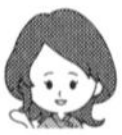

そう思いますよね。想像してみてください。川の上流で工場排水をそのまま流していると、下流にも有害な水が流れていきますよね。水をきれいにするためにはどうした

らいいでしょうか？

工場排水をきれいにしなきゃいけないですね。

その通りです。口というのは体の上流なんです。食べ物はもちろん、細菌やウイルスも多くは口から入ってきますよね。上流にあたる入口をケアすることが、下流にある内臓や脳の不調、病気のリスクを下げることになるんです。

反対にプラークが残っていると、飲み込んだり、血液に入り込んだりする細菌や毒素が増えるということですよね。

はい。**プラークのひとかけらには、1億から数億の菌がいますから。**ですから、毎日の適切なプラークコントロールが重要なんです。

では、プラークがたまって口のなかの菌が増えるとどんな病気になりやすいのか、これから具体的に教えてください。

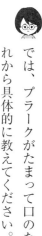

お口と胃腸の知られざる関係

飲み込んでしまった口のなかの細菌は、胃に入っていくということですよね？　ということは胃の病気にも関係しているのですか？

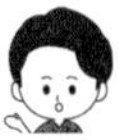
おっしゃるとおりです。佐藤さん、胃潰瘍という病気を知っていますか？

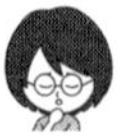
はい。なんとなくは……。胃が荒れてしまう病気ですよね。

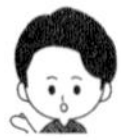
そうですね。胃の粘膜が傷ついて、胃の壁がただれたり、一部に穴ぼこがあいたりする病気です。では、その原因はなにかわかりますか？

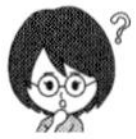
ストレスですか？

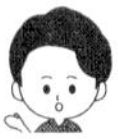

それも正解です。たしかに、ストレスによって胃酸の分泌がさかんになったことで胃潰瘍になることもありますよね。けれども、もうひとつ大きな原因があるんです。それが「ピロリ菌（ヘリコバクター・ピロリ）」です。

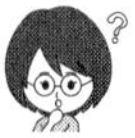

ピロリ菌、聞いたことあります。ピロリ菌は、口のなかの菌と関係があるのですか？

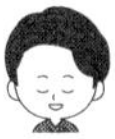

はい、そうなんです。**プラークのなかにいる菌のなかに、ピロリ菌の感染や増殖を助ける働きがある菌がいることがわかってきた**んです。また、歯周病があると発生する「サイトカイン」という物質が、胃の炎症を起こしやすくしているとも言われています。

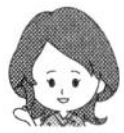

ピロリ菌がいる人は、薬で除菌をする必要があるのですが、除菌がうまくいかなかったり、一度除菌できても再発したりする人がいるのですが、そこには口腔内細菌の一部がかかわっているのではないかと言われています。

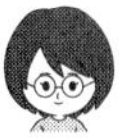

プラークが残っていると、ピロリ菌に感染しやすくなるということですね。

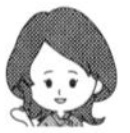

おっしゃるとおりです。反対に、ピロリ菌を除去するためには、プラークをきちんと取り除くことも大切ということです。実際、ピロリ菌の再感染を繰り返していた方が、プラークコントロールがうまくできるようになったら、除菌に成功したという例も多くあります。

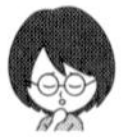

胃潰瘍などの病気を防ぐには、ピロリ菌の除去だけでなく、同時にプラークコントロールや歯周病の治療も必要ということですね。

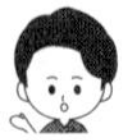

はい。ピロリ菌があると必ず胃潰瘍になるとは限りませんが、感染していると胃潰瘍になりやすいのは事実ですから。それから、胃炎から胃がんになるリスクも高くなることが知られています。

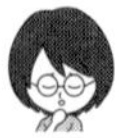

お口のケアが胃がんにも関係しているとは……。

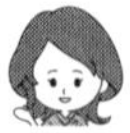

実は歯周病が大腸がんのリスクのひとつになることも、最近の研究で明らかになって

きています。**口腔内細菌は胃を通って腸にも運ばれ、腸でも悪さをしているんです。**

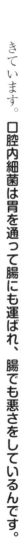

え、胃がんだけでなく、大腸がんも？

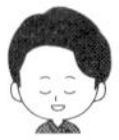

はい。大腸がん患者さんの腸内を調べてみると、口腔内の細菌の比率が上昇していることが知られています。また、大腸がんの部位から検出された歯周病菌と同じ株の歯周病菌がお口のなかにいるという報告もあります。この細菌が生み出す物質が、細胞の老化を促進して、がん化につながっていると明らかにされたんです。

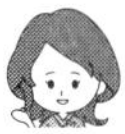

大腸がんまでいかなくても、口腔内の細菌が**腸内環境を悪化させることもあります。**プラークを構成する細菌のほとんどは、悪玉菌だという話はしましたよね？

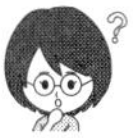

はい。口のなかの悪玉菌が、腸の悪玉菌を増やすということですか？

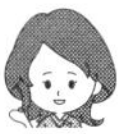

そうなんです。悪玉菌同士は仲がよく、口のなかの悪玉菌は、腸の悪玉菌を活性化させてしまうのです。プラークが多ければ多いほど、腸内の悪玉菌が多いという研究結

果もあります。

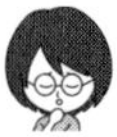
プラークが腸内環境を悪くして、便秘や下痢につながるかもしれないんですね。

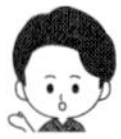
それだけではなく、免疫の低下を引き起こしている可能性もあります。腸は「免疫の要」と言われている器官なんですよ。体に入ってきた細菌やウイルスなどの有害物質をやっつける役割をもつ免疫細胞ですが、実は、その約60％は、腸に集まっているんです。

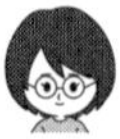
腸は、免疫細胞の基地だったんですね。

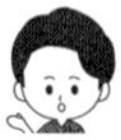
そのとおりです。ですから、腸内環境が悪いと、免疫細胞の働きも低下します。悪玉菌が増えて、腸内細菌のバランスがくずれると免疫機能が低下してしまうんです。

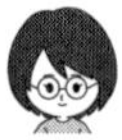
適切な歯磨きができていないと、免疫が低下しやすいということですね。

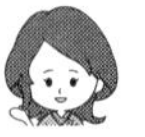

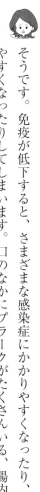

そうです。免疫が低下すると、さまざまな感染症にかかりやすくなったり、重症化しやすくなったりしてしまいます。口のなかにプラークがたくさんいる、腸内の悪玉菌が優勢な状態で、いくら腸によいと言われる乳酸菌飲料やヨーグルトなどを摂っても、なかなか善玉菌は増えません。**「腸活」を成功させるには、まず適切なプラークコントロールを習慣にするところから、**が大事ですね。

高齢者の肺炎はお口のケアで防げるってホントですか？

飲み込んだ口腔内細菌は、胃に送られるだけでなく、ときには気道にまで侵入してしまうこともあります。

それはなぜですか？

飲み込んだ唾液や食べ物はふつう食道へと送り込まれますが、唾液や食べ物が誤って気道に入ってしまうことがあります。これを誤嚥《ごえん》といいますが、そのときいっしょに口のなかの細菌も、気道に入ってしまうのです。佐藤さんも、食事中などに食べ物が気道に入ってむせたことがありませんか？

はい。あれが誤嚥なんですね。気道に入った細菌も病気の原因になるのですか？

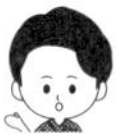

そうなんです。細菌が気道から肺へと侵入して感染し、肺炎になってしまうことがあります。これを誤嚥性肺炎といいます。実は、厚生労働省によると、誤嚥性肺炎は、がん、心疾患、老衰、脳血管疾患、肺炎に続いて、日本人の死因の6位なんです。

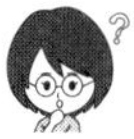

誤嚥性肺炎でなくなる人がいるんですね。でも今まで、私が誤嚥しても肺炎になっていないのですが、なぜですか？

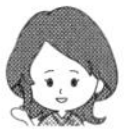

いい質問ですね。誤嚥をしたからといって、すべての人が細菌に感染して肺炎になるわけではありません。若い人、健康で元気な人が発症することはまれで、誤嚥性肺炎になりやすいのは、体の機能や免疫が低下している人です。たとえば、気道に異物があると、咳が出てその異物を出そうとしますよね。これを咳反射というのですが、年齢とともに咳反射は衰え、異物が気道に入りやすくなります。また、加齢や持病で免疫も低下しますよね。そのため、誤嚥性肺炎は高齢の人に多い病気なんです。

※肺炎患者の約7割が75歳以上で、また、高齢者の肺炎のうち7割以上が誤嚥性肺炎だと言われる（厚生労働省「第二回　医療計画の見直し等に関する検討会」資料2よ

り）。

高齢の人が誤嚥すると、誤嚥性肺炎になりやすいということですね。

若い人にくらべると、発症する可能性は高くなります。さらに誤嚥性肺炎のリスクを高めるのが、口のなかの衛生状態です。**ケアが不十分だと口のなかの菌が増えますから、より誤嚥性肺炎になりやすくなります。**

高齢の人は、肺炎を防ぐためにもプラークコントロールが重要ということですね。

おっしゃるとおりです。実際、ある特別老人ホームでの調査では、ふだんの口腔ケアをしたグループとくらべて、歯科医や歯科衛生士が専門的な口腔ケアをしたグループは、2年後、肺炎の発症率が約半分になったという結果が出ています（次ページ図参照）。

口のケアの予防効果はそんなに大きいんですね。

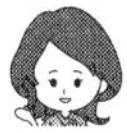

それから、そもそも年齢とともに誤嚥しやすくなることも、高齢の人が誤嚥性肺炎にかかりやすい大きな理由となっています。高齢になると誤嚥が増えるのは、「食べ物を噛んで唾液と混ぜ合わせて、まとめて食道へ送り込む」という嚥下機能が低下するためです。実は歯が少ない人ほど、こういったお口の機能が低下しやすいことがわかっているんです。

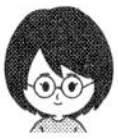

自分の歯を守ることが、お口の機能をできるだけ維持して、誤嚥を防ぐことにもつながるんですね。

口腔ケアと誤嚥性肺炎の関係

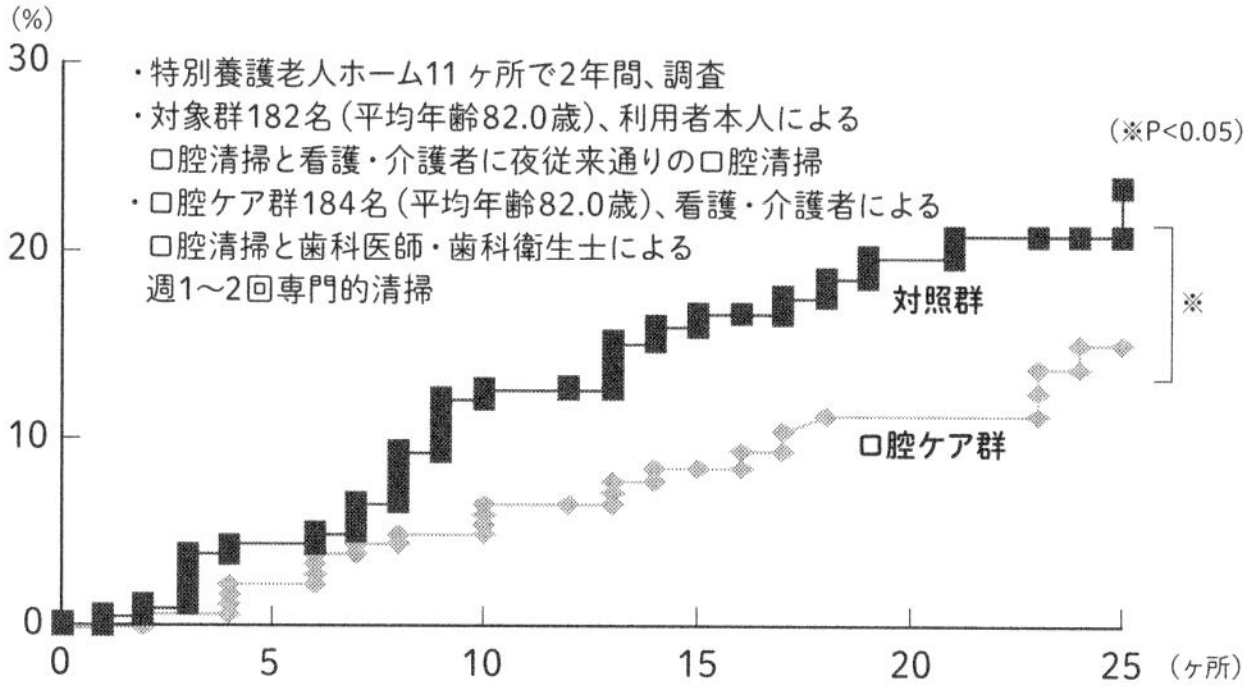

(%)
30
20
10
0
・特別養護老人ホーム11ヶ所で2年間、調査
・対象群182名（平均年齢82.0歳）、利用者本人による口腔清掃と看護・介護者に夜従来通りの口腔清掃
・口腔ケア群184名（平均年齢82.0歳）、看護・介護者による口腔清掃と歯科医師・歯科衛生士による週1〜2回専門的清掃
(※P<0.05)
※
対照群
口腔ケア群
0
5
10
15
20
25
(ヶ所)

出典：要介護高齢者に対する口腔衛生の誤嚥性肺炎予防効果に関する研究：
米山武義、吉田光由 他　日本医学会誌2001

歯周病があると、心臓病になりやすい!?

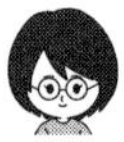

歯周病菌が心臓の病気にかかわっているというお話でしたが、詳しく教えてください。

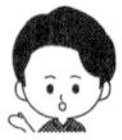

歯ぐきから血管に入り込み、心臓へ運ばれた歯周病菌が心臓の病気を引き起こすことがあるんですよ。たとえば、感染性心内膜炎《かんせんせいしんないまくえん》の原因になります。

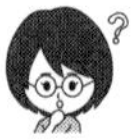

感染性心内膜炎ってどういう病気なんですか？

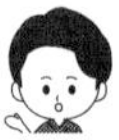

おもに心臓の４つの部屋を仕切って、血液の流れを調節している「弁」に菌が付着して炎症を引き起こします。歯周病になると、歯ぐきに炎症が起こって出血が起きることがありますよね。それは、歯周病菌が炎症を引き起こす毒素を出しているからなんです。

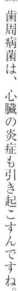

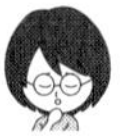

歯周病菌は、心臓の炎症も引き起こすんですね。

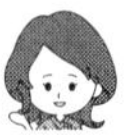

そうなんです。実際、心臓に炎症があってＩＣＵに入っていたけれど、医師から「原因は不明」と言われた患者さんがいました。その後、私たちのクリニックに通院するようになり、このお話をしたところ「原因は口のなかだったかもしれない」とおっしゃっていました。

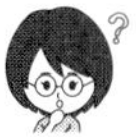

本当にそんなことがあるんですね。じゃあ、感染性心内膜炎になると、どんな症状が出るんですか？

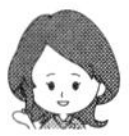

突然の高熱や全身倦怠感が起こったり、心拍数が上昇したりします。また、弁にできた細菌のかたまりが崩れたかけらが血液にのって移動し、細い血管を塞いでしまうこともあります。たとえば脳へ続く動脈を塞ぐと脳梗塞に、心臓へ続く動脈を塞ぐと心筋梗塞になってしまうということです。

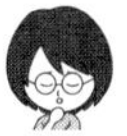

脳梗塞や心筋梗塞……そんなこわい病気にもつながっていくんですね。

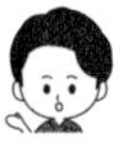

実は、**歯周病が心筋梗塞と直接的にかかわっている可能性も指摘されているんです。**歯周病菌によって心臓の血管の内側に炎症が起きて血管壁が損傷すると、そこに脂肪でできたお粥状の沈着物（アテローム性プラーク）ができやすくなります。すると、血管がせまくなったり、血管がかたくなったりして、動脈硬化が起こります。結果、血流が悪くなり、最悪の場合、血管がつまることがあるのです。

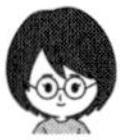

血管がつまるのは、コレステロールや脂肪が多いせいだと思っていましたが、細菌がかかわっていることもあるんですね。

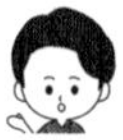

はい。ある外国の研究では、60歳未満で歯周病によって骨の喪失が重度の人は、そうでない人にくらべて2・48倍も心血管疾患を発症しやすいという結果が出ているんですよ。また、別の研究では歯周ポケットが深くなるほど血液中に侵入する歯周病菌が多くなるという報告もあります。

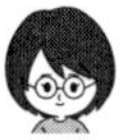

歯周病がある人は、きちんと治療をして、セルフケアを続けることが、心臓病を防ぐためにも重要ということですね。

お口の菌は、骨粗しょう症にも影響を与える

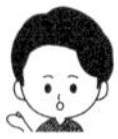
佐藤さん、65歳以上の要介護者の、介護が必要になった原因の上位３つは、認知症、脳卒中、心臓病なのですが、続く４位は何だと思いますか？

そうですねぇ……亡くなる原因でも多いがんですか？

正解は「骨折・転倒」なんですよ。高齢になると、筋力やバランス能力、視力など体の機能が低下して、転倒しやすく、結果、骨折してしまうことが多いんです。

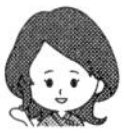
でも、若い人であれば、立った状態から転んだくらいでは骨折しませんよね？　なぜ高齢になると骨折しやすくなるのか、その理由はご存じですか？

もしかして、骨粗しょう症ですか？

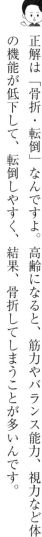

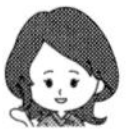

正解です。骨粗しょう症は、骨に含まれるカルシウムなどのミネラルの量が減少して、骨がスカスカになり、骨折しやすくなる状態を言います。実は、この骨粗しょう症にも歯周病が関係しているんです。

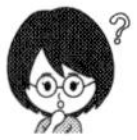

歯周病菌が骨粗しょう症の原因になるのですか?

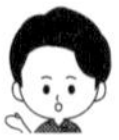

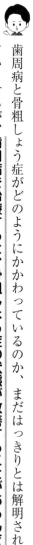

歯周病と骨粗しょう症がどのようにかかわっているのか、まだはっきりとは解明されていませんが、**歯周病を治療すると、骨粗しょう症の状態が改善することがあるんです。**これは、歯周病菌やその毒素などが、骨粗しょう症の進行にかかわっているためだと考えられます。

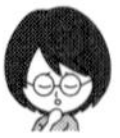

歯周病を放っておくと、骨粗しょう症が悪化してしまう可能性があるということですね。歯周病が要介護につながることもあるなんて。

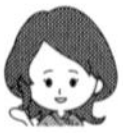

とくに女性の場合、閉経後、女性ホルモンのエストロゲンの量が減少すると、骨粗しょう症になりやすくなるので注意が必要です。エストロゲンには骨からカルシウムが

溶け出すのを抑制する働きがあるからです。

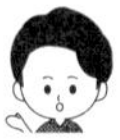

それから、反対に、骨粗しょう症が歯周病を悪化させる原因になります。骨粗しょう症になると歯を支える顎の骨もスカスカになるからです。結果、歯がグラグラになって、最悪の場合、抜歯が必要になります。

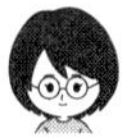

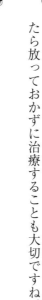

骨粗しょう症の予防は、歯を守ることにもつながるんですね。

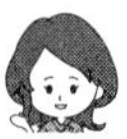

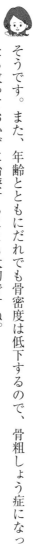

そうです。また、年齢とともにだれでも骨密度は低下するので、骨粗しょう症になったら放っておかずに治療することも大切ですね。

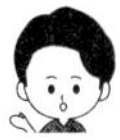

それから骨粗しょう症の治療薬のなかには、歯周病などで炎症の起きている顎の骨を腐らせてしまう可能性があるものがあるんです。健康なお口の状態を維持していれば、もし骨粗しょう症になっても安心して治療できます。逆に骨粗しょう症の治療中に、顎の骨に炎症が起きてしまうと休薬が必要になったり、最悪の場合、顎の骨が壊死してしまうので注意が必要です。

インフルエンザの予防法は、歯磨き⁉

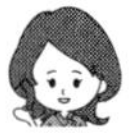

冬になると流行するインフルエンザですが、その予防方法と言えばなんだかわかりますか？

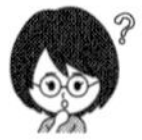

新型コロナ（ウイルス感染症）の予防と同じで、手洗いですよね。あと、うがいでしょうか？

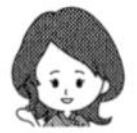

おっしゃるとおり、手洗いは欠かせないですよね。一方、うがいについてですが、「うがいがインフルエンザを予防する効果がある」という科学的根拠はないんです。実は、うがいよりも効果的な予防法があるんですよ。それが歯磨きです。

え？　歯磨きとインフルエンザにどんな関係があるんですか？

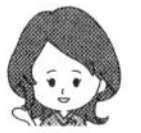

口のなかに歯周病菌がたくさんいると、インフルエンザにかかりやすくなることがわかっているんです。

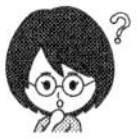

それはどうしてですか？

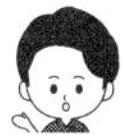

これも、歯周病菌のしわざです。インフルエンザなどのウイルスは、口のなかの粘膜に付着するだけでは感染しません。細胞のなかに入り込んで、数を増やすことで感染します。そのとき重要な働きをするのが、**酵素**です。インフルエンザウイルスの酵素は、細胞膜をこじ開け、細胞から細胞へと増えたウイルスを放出する働きがあります。歯周病菌は、この酵素の働きを活発にする働きがあるんです。

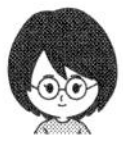

歯周病菌が、インフルエンザウイルスの感染力を強くしてしまうようなものなんですね。

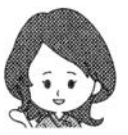

そのとおりです。それも、口のなかにいる歯周病菌が多いほど、リスクは高くなります。インフルエンザというと、風邪と同じように考えている人もいますが、免疫が低

下していると重症化して肺炎を起こしたり、インフルエンザ脳症を発症したりして、命にかかわることもありますから、予防が重要になります。歯周病対策もぜひしっかりしてほしいと思います。

糖尿病と歯周病の根深い関係

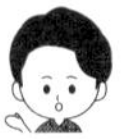

歯周病は、糖尿病とも関係があります。**歯周病があると、血糖のコントロールがうまくいかなくて、血糖値が高くなりやすいことがわかったんです。**

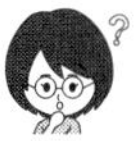

歯周病があると、血糖値が高くなるのはなぜですか？

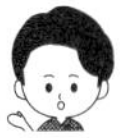

歯周病菌は、炎症を起こさせる毒素を出しているとお話ししましたよね。その結果、歯ぐきに炎症が起こると、「サイトカイン」という物質がつくられます。このサイトカインが血管に入り込んで全身に運ばれると、血糖値を下げる役割がある「インスリン」というホルモンの働きを悪くするのです。これが、歯周病が糖尿病を悪化させる原因のひとつだと考えられています。

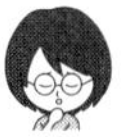

だから、歯周病があると糖尿病の治療がうまくいかないことがあるのですね。

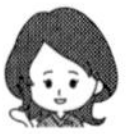

そのとおりです。反対に、歯周病を治療すると、血糖値コントロールがうまくいくという研究結果も多く報告されています。

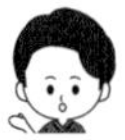

血糖値が高い状態が続くと、血管や神経に障害が起こります。その結果、腎臓の機能が低下して透析治療が必要になったり、網膜症になって失明したり、手足のしびれや痛みが起こって最終的には足を切断しなくてはならなくなったりする場合もあります。また、動脈硬化がすすんで、心筋梗塞や脳梗塞を引き起こすこともあるんです。こういった病気を予防するためにも、糖尿病とともに、歯周病も予防・治療する必要があります。

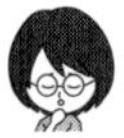

わかりました。それにしても、糖尿病って、いろいろなこわい病気の原因になるんですね。

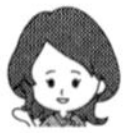

そうなんです。腎症、網膜症、神経障害は、糖尿病の三大合併症と言われます。そして、歯周病も糖尿病の合併症のひとつと考えられているんですよ。

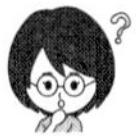
ということは、糖尿病が歯周病の原因になることもあるってことですか？

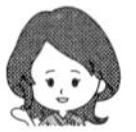
糖尿病になると免疫が低下してしまい、歯周病が早く進行してしまったり、歯周病の治療をしても治りが悪くなったりするんです。とくにヘモグロビンＡ１ｃの値が７％を超えると歯周病の悪化が早まります。

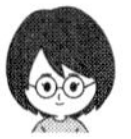
歯周病と糖尿病は、お互いがお互いを悪化させる関係にあるということか……。どちらもいっしょに、予防・治療しなくちゃいけませんね。

※ヘモグロビンＡ１ｃ／糖尿病かどうかを調べる検査値のひとつ。血中で、酸素を運ぶ働きのあるヘモグロビンは糖とくっつきやすい性質があるため、血糖値が高いほど、糖と結合したヘモグロビンが増えます。ヘモグロビンＡ１ｃは、糖と結合したヘモグロビンの割合を示していて、およそ６％以下が正常と判定されます。

抜歯が、命にかかわることも

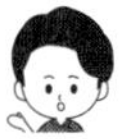

歯を抜いたあとに抗生剤（化膿止め）を飲むのはどうしてだと思いますか？

抜いたところの傷口から菌が入って、傷口が化膿しないためですよね？

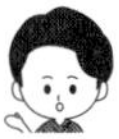

もちろん、それも理由のひとつです。実はもっと大きな理由は、傷口から入った菌が全身に回って、菌血症を起こさないためなんです。菌血症は、高熱が出て命にかかわる重篤な病気です。

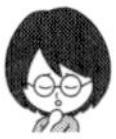

抜歯が命にかかわるなんて……。

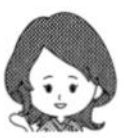

抜歯する際には抗生剤を飲むことが大切ですが、そもそも体調が悪い（免疫が低下している）ときには抜歯をしないことが重要です。また、抜歯や歯石除去など、出血を

ともなう歯科治療を受けた人は、治療日を含む3日は献血してはいけないことになっているんですよ。これは口のなかの菌が血管に入り込んでしまうからなんです。

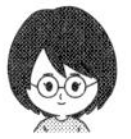

抜歯だけじゃなく歯石取りも！

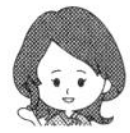

はい。適切なセルフケアができたうえで、抗生剤を服用すると、処置後の感染のリスクや腫れや痛みをさらに軽減できるんですよ。

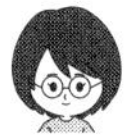

セルフケアできていると、予防だけじゃなく、治療後のリスクまで下げてくれるなんて、やっぱりプラークコントロールって大切なんですね。

歯が抜けると認知症になりやすい？

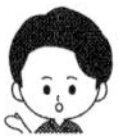
歯周病になると産生される「サイトカイン」は、糖尿病だけではなく、ほかの病気にもかかわりがあります。それがアルツハイマー型認知症です。

歯周病が結果的に、脳にもダメージを与えてしまうんですか？

恐ろしいですが、その可能性が高いんです。アルツハイマー型認知症は、アミロイドβというたんぱく質が脳にたまることで起こると考えられているのですが、歯周病によってお口のなかに発生したサイトカインが血管を通って脳に運ばれると、アミロイドβというたんぱく質が脳のなかに増えることがわかっています。

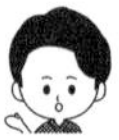
九州大学では歯周病菌とアルツハイマー認知症の関係について研究がすすめられています。人間の年齢にすると40～60代のマウスに歯周病菌を3週間、投与し続けたとこ

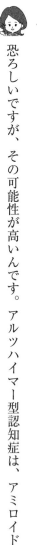

ろ、脳内のアミロイドβが10倍に増えて、記憶力が低下しました。

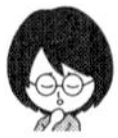

歯周病菌によって、マウスが認知症のような状態になったということですね。

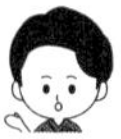

さらに、九州大学の研究では、歯周病菌は全身を巡って、脳以外でもアミロイドβをつくり出し、さらにそのアミロイドβが脳に運ばれるのを助ける働きがあるという結果も出ています。現在は、マウスを使った実験上の話ですが、同じようなことが人間の脳でも起こっている可能性があります。

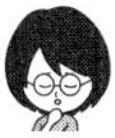

歯周病が、認知症の大きな原因になっている可能性があるんですね。

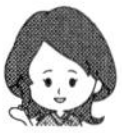

それから、アルツハイマー型認知症と直接関係はありませんが、歯周病にしろ、むし歯にしろ、歯を失うと、記憶力など、認知機能が低下するのではと言われています。なぜだかわかりますか？

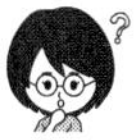

そうですね……噛めないと、とれる食事や栄養の量が減るから？

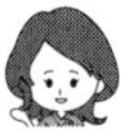

そうですね、それも体に悪影響を与えますが、より大きな理由としては、噛む力や噛む回数が低下するからだと考えられています。よく噛むと、歯の下にある血管が圧縮されて、脳に血液が送られ、脳が活性化します。反対に、歯を失って十分に噛めなくなると、脳に送られる血液が減って、脳の働きが低下することにつながります。

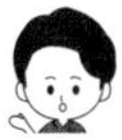

実際、東北大学大学院が70歳以上の高齢者に行った調査でも、**脳が健康な人の歯は平均14・9本だったのに対して、認知症の疑いがあると診断された人の歯は平均9・4本だったそうです。**

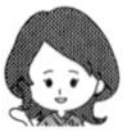

また、歯を失うと社会性が低下することも原因のひとつと考えられます。たとえば、歯が抜けてうまくしゃべれない、入れ歯だと食べられないものがある、人前で入れ歯を外したり洗ったりするのが恥ずかしい、歯が少なくなると体のバランスがとりにくくなり行動に制限がある、といったことで、友達や家族とおしゃべりしたりお食事したりお出掛けしたりといった機会が減ってしまうんです。

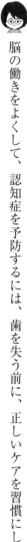

脳の働きをよくして、認知症を予防するには、歯を失う前に、正しいケアを習慣にし

なくちゃいけないですね。

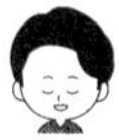

アミロイドβも長い年月をかけて脳にたまっていくので、若いうちから、正しい歯磨きを身につけて続けることが大切ですね。

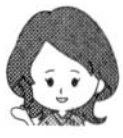

実は、**歯周病菌は、妊婦さんや胎児にとっても大敵**なんです。早産のリスクを高めるからです。

歯周病があると、子どもが早く生まれてしまうのはなぜですか？

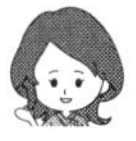

歯周病になると、陣痛が早く起こってしまうことがあるからです。妊娠をすると、体内には、ホルモンに似た働きをする「プロスタグランジン」という物質が徐々に増えていきます。この物質には、子宮を収縮させたり、子宮口を開いたりする作用があって、胎児の成長とともにその量が増えると、陣痛が起きて、出産が始まります。歯周病になると、体内にプロスタグランジンが異常に増えてしまうんです。

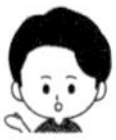

プロスタグランジンは、人工的に陣痛を促す陣痛促進剤の成分としても使われているんですよ。

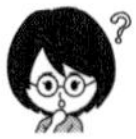

歯周病になるとプロスタグランジンが増えるのはなぜですか？

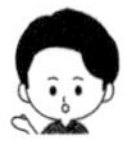

プロスタグランジンは、体に炎症が起きているときにも増えるんです。そのため、予定よりも早く陣痛が起きてしまい、早産になるリスクが高くなります。なかにはおなかの赤ちゃんが十分に育たないうちに生まれてしまう「低体重児出産」につながることもあります。

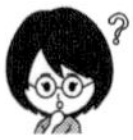

妊婦さんにとって歯周病がこわい病気だということがわかりました。でも、妊娠中でも歯周病の治療をしてもよいのですか？

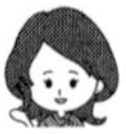

そうですね。つわりなどの症状がなく、体調が落ち着いているのであれば、歯科治療をうけても問題ありません。ただできれば、妊娠前に検診や治療をしておくほうが、体の負担が少なく、ベストでしょう。第2章でお話ししたように、歯周病は自覚症状

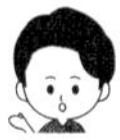

の乏しい「静かな病気」ですから、気づいていないことが本当に多いんです。

それから、妊娠中、女性ホルモンが急激に増加すると、歯周病菌が増殖しやすくなると言われています。妊娠中は歯周病になりやすいんです。つわりなどでたいへんな時期を除いて、プラークコントロールだけは、手を抜かずに行ってほしいですね。

歯ぐきの刺激が、自律神経や脳の働きをよくする⁉

全身の病気を予防するには、歯磨きなどのケアが重要だということがわかりました。

歯磨きにはお口をきれいにするだけでなく、リラックス効果もあるんですよ。

歯磨きすると、緊張がほぐれるということですか？

そうなんです。歯ブラシで歯ぐきが刺激されると、自律神経のうち、リラックスするときに働く副交感神経がオンになるんです。マッサージを受けているとリラックスして眠くなってくるのと同じ理屈です。

ストレスがたまっている人は副交感神経がうまく働いていないということですか？

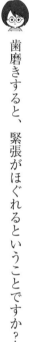

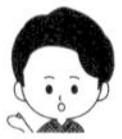

おっしゃるとおりです。通常、人は活動的に過ごす昼間は交感神経が働き、夜になると副交感神経が優位になって、自然に眠りにつくことができます。ところが、仕事や人間関係のストレス、不規則な生活、スマホ依存などによって、緊張した状態が続くと、交感神経から副交感神経の切り替えがうまくいかなくなります。現代人は、交感神経のほうにバランスが傾いている人が多いのです。

だから夜の歯磨きが効果的なんですね。でも多くの人が夜、歯を磨いていますよね？

そうですね。短時間でぱぱっと歯磨きをすませたり、歯と歯ぐきの境目に歯ブラシがあたっていなかったりすると、副交感神経をオンにする効果は得られません。歯と歯ぐきの間に歯ブラシを当てて、隙間にプラークが残らないようにすると、歯ぐきが刺激されるんです。時間は15分程度磨くとリラックス効果が高いと言われています。

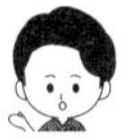

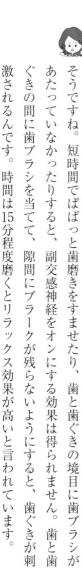

患者さんのなかには、ていねいに歯磨きをするようになったら、寝付きがよくなったという人もいるんですよ。

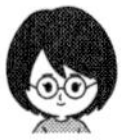

睡眠の質をよくする効果もあるんですね。

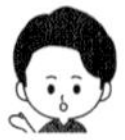

はい。交感神経と副交感神経の切り替えがうまくいって自律神経が整うと、そのほかにも、疲労感や冷え、ほてり、イライラや不安感などの自律神経の乱れからくる症状が緩和される場合もあります。

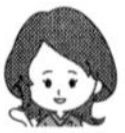

それから、お口のケアをすることで、脳が活性化された事例もあるんですよ。

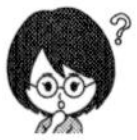

歯磨きで脳の働きがよくなるんですか？

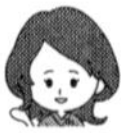

患者さんのなかに障害者支援施設で働いている女性がいるんですが、私たちのクリニックでお口の菌が全身に与える影響や正しい歯の磨き方を学んだのをきっかけに、施設に入居している子どものお口のケアにも力を入れ始めたそうなんです。生まれつきの障害で自分でうがいができない子どもに対して、彼女が歯を磨き、最後はていねいにガーゼで唾液を拭って、菌を飲み込まないように気を配って……。そうしたら、もともと1年に3回くらい肺炎で入院していたのが、**その年は一度も入院せずにすんだ**

だけでなく、気持ちや行動にも変化が起こったそうなんです。

プラークコントロールがうまくいって、肺炎の予防につながったんですね。行動の変化って、具体的にどんなふうに変わったんですか？

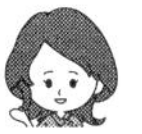

以前は、ぼんやりとしていることが多かったそうですが、歯のケアをしてあげるようになってからは、施設の役員に立候補するほど、行動力や意欲がアップしたそうです。

どうして、そんな変化が起きたんでしょうか？

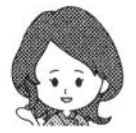

エビデンスのある話ではありませんが、歯磨きをすることによって今までなかった刺激が歯ぐきに加わって、脳の血流をよくすることにつながったのだと思います。

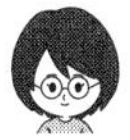

歯磨きにそんな効果があったなんて！　ていねいな歯磨きを続けるモチベーションになりますね。

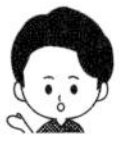

こういうステキなお話を患者さんから聞くのは、私たちにとっても非常に嬉しい瞬間です。

お口の状態は、メンタルにも影響大

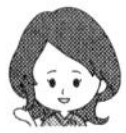

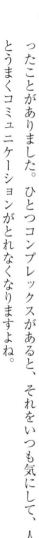

歯磨きと歯科での検診や治療をあわせたお口のケアは、心にも大きく関係しているんですよ。たとえば、矯正治療によって歯並びがきれいになると、それが自信につながるという話もしましたよね。歯並びが気になって全然笑わなかった子が、矯正をしたことで笑顔が増えて、明るくなったということもよくあります。

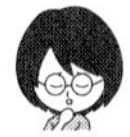

それはよくわかります。私もニキビがひどかったときは、人と顔を合わせて話せなかったことがありました。ひとつコンプレックスがあると、それをいつも気にして、人とうまくコミュニケーションがとれなくなりますよね。

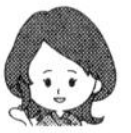

実は、私自身、歯にコンプレックスがあったんです。私の場合は子どもの頃に治療した前から4番目の歯が金歯で、学生時代、それが気になって……。笑うと金歯が見えてしまうので、人前では思い切り笑うのを躊躇してしまうし、手で口を隠すのがくせ

になっていました。

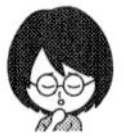

そういうコンプレックスを治療によって取り除くことができれば、気持ちも前向きになって、人と話したり、食事をしたりすることが嫌じゃなくなるってことですよね。

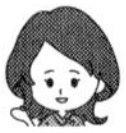

おっしゃるとおりです。私も被せ物を替えたことで、自然に笑えるようになりました。治療によって口元の印象がかわると、気持ちもガラッと変わりますよね。ある高校生は、むし歯の治療をして、正しいセルフケアを続けたことで、赤い歯ぐきがきれいなピンク色になって、こんなに変わるんだとびっくりしていました。自分の口を観察するのが楽しみになったそうです。

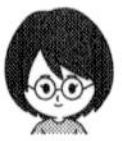

お口の状態に自信がもてると、口のなかを見るのが苦じゃなくなって、さらにきちんとケアができて健康なお口を保てるという、いいサイクルができるということですね。

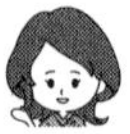

まさにそうです。お口のケアが習慣になって見た目がきれいになると、より自分のお

口に興味・関心をもってくれる患者さんが多いですね。歯科医としてはとてもうれしいことです。

それから、お口のケアはにおいのコンプレックスも解消してくれます。口臭が改善するんです。それが安心感や自信につながったという人も多いですね。

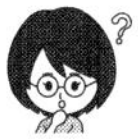

口臭の原因は、磨き残しということですか？

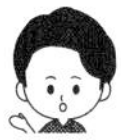

そうですね。プラークがお口に残っていると口臭の原因になります。それから、むし歯や歯周病が進行してできた膿などが原因で口臭が起こることもあります。口臭の9割はお口のなかに原因があると言われています。

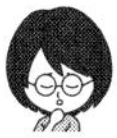

そうなんですね。私も、マスクをしていると自分の口臭が気になるようになりました。口臭があるかもと思うと、やっぱり人とうまく話せなくなりますよね。

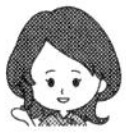

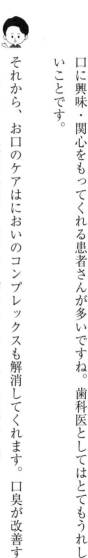

そういうお声はよく耳にします。口臭があるかもしれないと心配していること自体

が、メンタル的によくありませんよね。なかには口臭がないのに、「自分の口がにおっているかも」と気にしている人もいます。そういう方も、歯科医院で適切なお口のケアを身につけて、それが継続できるよう定期検診を受けることが大切です。正しくケアできていると自信がもてれば、口臭も気にならなくなるでしょう。

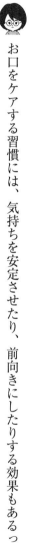

お口をケアする習慣には、気持ちを安定させたり、前向きにしたりする効果もあるってことですね。

健康寿命を伸ばしたいなら、歯を大切に

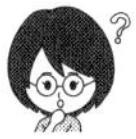

お口のなかの細菌や病気は、思った以上にいろいろな病気とかかわっていますよね。ということは、お口の健康は人の寿命も左右するということでしょうか。

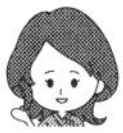

そうですね。お口の健康と寿命には大きな関係があると言っていいのではないでしょうか。とくに、お口の状態によって、健康寿命は大きく違ってくるでしょう。

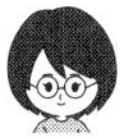

健康寿命というのは、「健康に過ごせる期間」ということですよね？

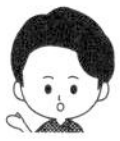

そのとおりです。日本人の平均寿命は男性81・41歳、女性87・45歳ですが、健康寿命はどのくらいかわかりますか？

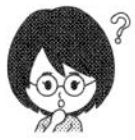

病気で亡くなると考えると、平均寿命より3～4年短いくらいでしょうか？

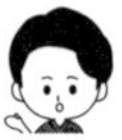

厚生労働省の資料によると、日本人の健康寿命は男性72・68歳、女性75・38歳で、男性の場合は約9年、女性の場合は約12年も、平均寿命より短いんです。

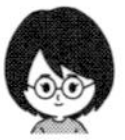

そんなに差があるんですね。

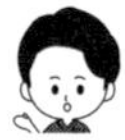

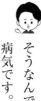

そうなんです。そして、この平均寿命と健康寿命の差を生む要因のひとつが、お口の病気です。

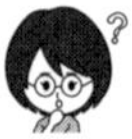

むし歯や歯周病などがあると、健康寿命が短くなるリスクがあるということですか？

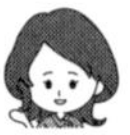

はい。たとえば、日本老年学的評価研究プロジェクトが愛知県知多半島の65歳以上の住民を4年間追跡した研究があります。その研究では、**残っている歯が19本以下の人は、20本以上残っている人と比較して、1・2倍も要介護認定を受けやすいという結果が出ています。**

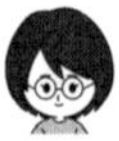

むし歯や歯周病で歯を失うほど、介護が必要になる危険性が高くなるということです

ね。お口の健康を守ることが、介護予防にもなるんだ。

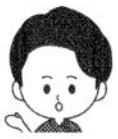

おっしゃるとおりです。佐藤さんは「フレイル」という言葉をご存じですか？

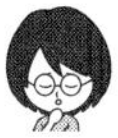

聞いたことがない言葉です。

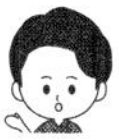

フレイルというのは、健康で自立した生活を送れる状態と要介護の中間の状態を指す言葉です。足腰が弱ったり、握力が低下したり、疲れやすくなったりするのがフレイルの症状で、そのまま放っておくと、要介護になるリスクは高くなります。そしてこのフレイルは、身体機能にだけ起こるわけではなく、お口の機能にも現れます。お口の機能が低下した状態をオーラルフレイルというんです。

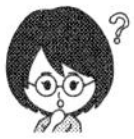

オーラルフレイルとは具体的にどんな状態をいうんですか？

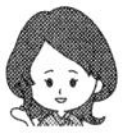

かたい食べ物が食べにくい、食事のときにむせる、滑舌が悪くなるなど、食べ物を噛んで飲み込む機能や発音など、お口の機能が低下した状態を言います。歯がぐらつい

たり、歯が失われたりするとオーラルフレイルになりやすいということです。身体的なフレイルも、オーラルフレイルも昔なら「ただの老化現象」と言われていた症状ですよね。

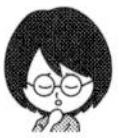

たしかに足腰が弱っても、歯が抜けても、年だからしょうがないと思っていました。

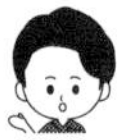

そう思いますよね。実はオーラルフレイルが起きてくると、それに続いて体のフレイルが起こることがわかっています。たとえば、歯を失ったりして噛む機能が低下すると、やわらかいものばかり食べるようになって、さらに噛む機能が低下するという悪循環になります。すると、食事が楽しめなくなって食欲が低下し、栄養が不足して、それが全身の衰えにつながってしまうんです。

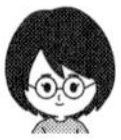

お口の機能が低下することが、全身のフレイルにつながるんですね。でも、考えてみれば当然ですよね。食べて栄養を摂ることが体をつくっているのですもの。

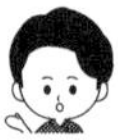

おっしゃるとおりですね。ほかにも、噛むことで脳血流が増加して認知症予防になっ

ています。また、滑舌が悪くなったり、食べ物の制限があったりすると、社会性が低下して認知症や筋力の低下などにもつながると言われています。

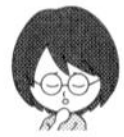

社会性にまで関係あるなんて……。

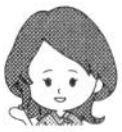

そうなんです。お口の健康を保ち、オーラルフレイルを予防することが、健康寿命を長くすることにもつながるんです。生活習慣病と言われる病気はお互いが密接に関連していて、糖尿病や高血圧などが、動脈効果を引き起こし、悪化すると心筋病や脳卒中を引き起こしたりします。このような病気の連鎖はメタボリックドミノと言われます。そして、このドミノの上流には、むし歯（う蝕）や歯周

メタボリック・ドミノ

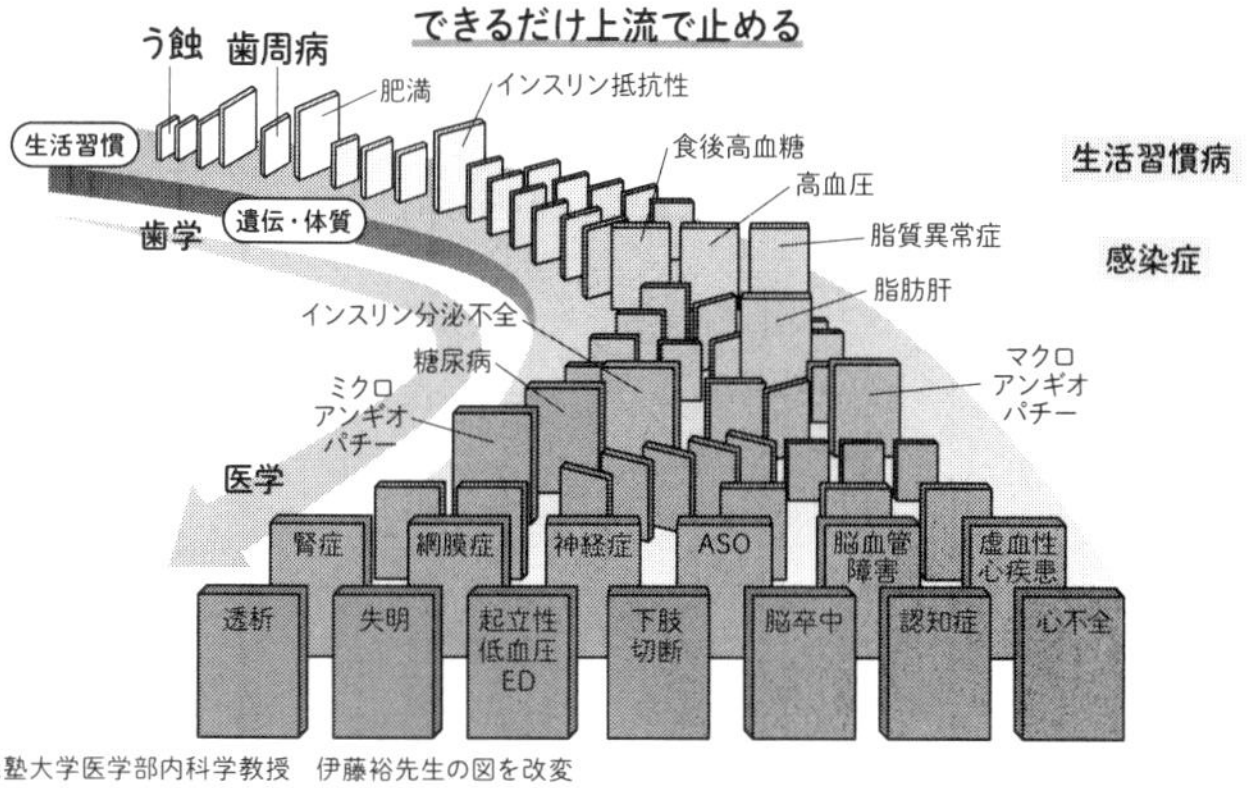

慶應義塾大学医学部内科学教授　伊藤裕先生の図を改変

病があると言われているんですよ。

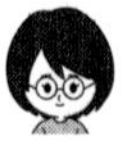

健康で長生きするためには、病気の連鎖の始まりのほうにあるむし歯や歯周病を予防して、お口の健康を保たなくちゃいけないんですね。

人生最後の願望とは？

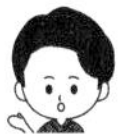
佐藤さんは、**「最後の晩餐には何を食べるか」**を考えたことはありますか？

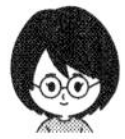
あります。テレビでもよく話題にのぼりますし、友だちと話をしても盛り上がる話題のひとつですよね。

そうですよね！　それだけ、「食べること」が人にとって大切で、一生の楽しみのひとつだということなんですよね。

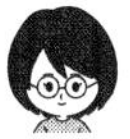
私も食べることが大好きです。おいしいものを食べたときの幸福感や満足感はほかでは得られないものですよね。

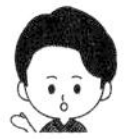
そのとおりですね。とくに、仕事をリタイアしたあとの高齢の人にとって、食べるこ

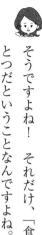

とは生きがいにもなると思います。実際、「今後お金をかけたい、今後もお金をかけたいものは何か」を年代別に調べた消費者庁の調査によると、20代~40代の1位が貯金、50代の1位が老後の準備なのに対して、60代、70歳以上は「食べること」が1位でした。

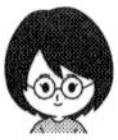

足腰が弱って若い頃のように出かけられなくても、食べることは身近なところで、いつでも楽しめることですもんね。

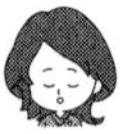

そうですね。だから反対に、お口の状態が悪いと思うように食べられず、生活の質や幸福度はグッと下がります。私が歯科医になる前の話ですが、私の母は何度つくり直しても入れ歯が合わず、思うように噛めなかったので、きゅうりもタコも、いろいろなものが食べられなくて、外で食事をしても残すことが多かったんです。それだと食事が苦痛になりますよね。

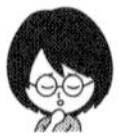

食べたいのに食べられないって、想像しただけでもつらいですよね。実感としてはわからないけれど、入れ歯が合わないって、そんなにつらいことなんですね。

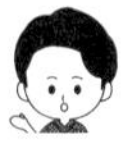

入れ歯で痛みや違和感があったり、歯がぐらついていたりすると、しっかり噛めないから食べづらいし、食欲も低下してしまう人が多いんですよ。小さな口内炎ができているだけでも、食べづらいし、食事が面倒になったりしますよね。それと同じです。

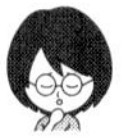

そう考えるとつらいですね。食べることが億劫になったら、毎日の楽しみがなくなるだけじゃなく、反対にストレスがたまってしまいますね。

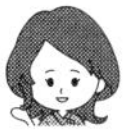

本当にそうですね。母の場合は、その後、自分に合った入れ歯をつくってもらえたことで、何でもおいしく食べられるようになって、そのときは本当に喜んでいました。

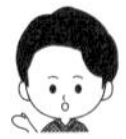

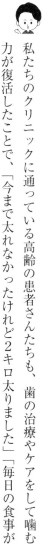

私たちのクリニックに通っている高齢の患者さんたちも、歯の治療やケアをして噛む力が復活したことで、「今まで太れなかったけれど2キロ太りました」「毎日の食事がおいしいと思うようになりました」という報告もいただいています。

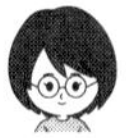

やっぱり、適切な治療を受けることはもちろん、そもそも再発しないためにも、適切なセルフケアを続けることが重要ですね。私も歯を失わないように、もうお口のなか

が悪くならないように、適切なセルフケアを続けようと思います。それが一生、おいしく食べられること、いろどり豊かな人生につながるんですね！

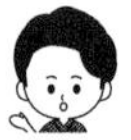

歯科医のサポートを受けながら、がんばってくださいね。**むし歯や歯周病の原因になるプラークや力を正しくコントロールできれば、歯に関する大体の問題は解決することができます。**大切なのは、繰り返すむし歯や歯周病で、「将来、もしかしたら歯を失うかも」という漠然とした心配や不安があるなら、そのままにしておかないこと。信頼できる歯科医に相談することから始めてください。不安や心配は必ず解消できますから。

コラム

私たちが大切にしていること

歯科医院に行ったとき「ここにもそこにも虫歯がある。口のなかはボロボロです」と言われた経験がある方、いらっしゃいますよね。

でも、落胆しないで欲しいんです。全部の歯が悪いわけではありません。

たしかに虫歯や歯周病で、数本しか歯が残っていない方もいますが、「いい歯もありますよ。ほら、ここは1回も治療しておらず、すごくいいので、ここは保ちませんか？」とお話しすると、「保ちたいです」と前向きな発言をする方がほとんどです。

このように患者さんがもっている「健康でいたい」という思いや、いいところを引き出して導いていくことを私たちは大切にしています。

お口のなかのケアが十分にできていないのは「やり方がわからない」や「忙しくてできない」、「そもそも面倒くさい」といった環境的、心理的な理由があるからです。

私たちは「磨いてください」とは、基本的に言わないようにしています。まず正しい知識と心理面のケアの両面でアプローチして、患者さんが理解できることが重要です。そうするとセルフケアができるようになり、患者さんは「気持ちいい」と感じるようになります。そして「その状態を維持したい」という思いからセルフケアを続けてもらえるという好循環が生まれるんです。

だからこそ、診察の際には患者さんのお話をよく聞くことを心がけています。こちらから押しつけるのではなく、患者さんのほうから自然に気づく、わからないことがあったら質問してもらえる、そんなコミュニケーションを目指しています。

ほかの歯科医院ではあまり聞きませんが、初診の方には事前に質問表を郵送し、ご自宅で時間をかけて記入していただきます。

それを持参して来院いただき、十分に時間をとってカウンセリングをしていきます。基本は90分、自分のお口のなかを知ることで、興味をもってもらい「自分の体のことだから、もっと知りたいな」という気持ちに少しでもなれば、次は「どうなりたいか」もしくは「どうなりたくないか」という自分のゴールを決めることができます。そこに向かっていく支援をするのが、私たちの役目です。

健康って空気のようなもので、ふだんは気にしないですよね。健康ではない状態で病院に行くと意識すると思うんですが、ひとたびよくなってしまうと忘れてしまう。誰もがもっている「健康でいたい」という気持ちに気づいて、そのためにはどうすればいいのかということに、向き合ってもらえたら嬉しいです。患者さんには「自分がこうなりたい」というイメージや気持ちが、必ずあります。その思いを医療者が引き出すことができれば、きっと変わることができると信じています。

おわりに

私たちが診療をするうえで、一番大切に考えていることは「お口のことで悩まない人生を歩んでほしい」ということです。

これまで私たちは、歯に関して間違った知識をもっていたり、正しいセルフケアの方法を知らなかったりして、むし歯や歯周病に悩んでいる人をたくさん見てきました。

たとえば「むし歯の原因は砂糖」という勘違いから、一切、砂糖を口にしない生活をおくりながらも、むし歯がなくならず、何軒もの歯科医院を転々としていた30代の男性がいました。一方、助産師さんから「赤ちゃんの口が開きやすくなっていて、むし歯になりやすい」と言われたことをきっかけに、「子どもがむし歯になるのは仕方ない」と思い込んでいたお母さんが来院されたこともあります。

そんな方たちも、むし歯や歯周病についての正しい知識とセルフケアの習慣を身につけたことで、今では、むし歯で悩むこともなくなっています。

お口の悩みから開放された患者さんはみな、はじめて来院したときよりも笑顔が増え、明るくなります。その姿を見ることが私たち歯科医にとっては、このうえない喜びです。

さらにうれしいのは、そういった患者さんたちが、健康なお口の「伝道師」となってくれていることです。自分の歯を守るために必要な情報を、家族や友人など身近な人へ伝え、予防歯科の大切さを伝えていってくれているのです。

ある男性は当院に通うようになってから、奥様と会話が増えたと話してくださいました。お互いに、自分のお口の状態やセルフケアの方法について報告したり、相談したりするそうです。

そうやって、お口のことをオープンに話し合える環境があれば、セルフケアを続けるモチベーションにもつながりますし、何か問題が起こったときにもひとりで悩まずにすむのではないでしょうか。

本書を読んでくださったみなさんもこれから、ご自身の歯を大切に守りながら、お口の健康に必要な正しい知識を、まわりの人たちにも伝えていってくれたらうれしいです。

この本が、ひとりでも多くの方たちがお口のトラブルを終わらせるきっかけになってくれることを願っています。

２０２３年８月吉日

いろどり歯科　院長　高橋哲哉

副院長　高橋みつ紀

［著者略歴］
高橋哲哉（たかはし・てつや）

いろどり歯科 院長
日本歯科保存学会 歯科保存治療専門医
（一社）日本ソムリエ協会　認定J.S.Aワインエキスパート
明海大学歯学部卒業。明海大学大学院歯学研究科 歯内療法学分野 博士課程修了、博士（歯学）。その後、明海大学歯学部 歯内療法学分野および保存治療学分野大学院助教を務める。難しいとされる根管治療を中心に治療技術を磨き、「お口の事で悩まない人生を歩んで欲しい」という想いから、いろどり歯科を開業。他院の歯科医師からの信頼も厚く、紹介された患者さんも多数診療している。

高橋みつ紀（たかはし・みつき）

いろどり歯科 副院長
明海大学歯学部卒業後、明海大学病院や複数のクリニックに勤務。その後院長とともに、いろどり歯科を開業。コミュニケーションを大切にしているその姿勢からファンが多く、遠方からも足を運ぶ患者さんが多数いる。摂食嚥下や東洋医学についても日々、研鑽を重ねている。

ちゃんと歯磨《はみが》きしているのに、
むし歯《ば》になるのはどうして？

2023年9月11日　初版発行

著　者　高橋哲哉／高橋みつ紀

発行者　小早川幸一郎

発　行　株式会社クロスメディア・パブリッシング
〒151-0051 東京都渋谷区千駄ヶ谷4-20-3 東栄神宮外苑ビル
https://www.cm-publishing.co.jp
◎本の内容に関するお問い合わせ先：TEL（03）5413-3140／FAX（03）5413-3141

発　売　株式会社インプレス
〒101-0051 東京都千代田区神田神保町一丁目105番地
◎乱丁本・落丁本などのお問い合わせ先：FAX（03）6837-5023
service@impress.co.jp
※古書店で購入されたものについてはお取り替えできません

印刷・製本　株式会社シナノ

ISBN978-4-295-40720-1　C0030